MES LEÇONS D'ANTAN

LUCIEN JERPHAGNON

MES LEÇONS D'ANTAN

PLATON, PLOTIN ET LE NÉOPLATONISME

Textes rassemblés et postfacés
par
Jean-Louis Dumas

PARIS
LES BELLES LETTRES
2014

www.lesbelleslettres.com

Retrouvez Les Belles Lettres
sur Facebook et Twitter

L'éditeur adresse de vifs remerciements
à Thérèse Jerphagnon ainsi que Jean-Louis Dumas.

ISBN : 978-2-251-44493-2

BIOGRAPHIE DE LUCIEN JERPHAGNON

7 septembre 1921. Naissance de Lucien Jacques Jerphagnon à Nancy.

1927. Après un court séjour à Poitiers retour vers Nancy. Sa mère Jeanne Jerphagnon née Lallemand meurt d'une endocardite. Entrée à l'école primaire.

1932. Son père Émile Jerphagnon, ingénieur, se remarie et la famille part pour Bordeaux. Entrée au lycée.

1936. Naissance de son demi-frère, Jean, qui deviendra un physicien connu.

1940. Durant l'exode, il est évacué de château Salins, résidence de sa grand-mère maternelle vers Foëcy (Cher), puis Paris.

1941. Travaille aux Ponts et Chaussées.

1943. Maître d'internat dans l'enseignement privé. Est déporté dans un camp de STO à Steyerberg (Hanovre). Il a été dénoncé par un camarade d'études allemand qui se disait opposé au nazisme.

1945. Retour. Hospitalisation. Longue hépatite. Reprend des études universitaires à Paris.

1951. Enseigne la philosophie dans un établissement catholique.

1956. Diplôme de l'École des hautes études pour son ouvrage *Pascal et la Souffrance*, dirigé par le professeur Jean Orcibal.

1958. Publication de *Servitude de la liberté* chez Fayard. Le livre est condamné par Rome et l'auteur est prié de renoncer à son enseignement. Il refuse de retirer le livre et fera une démarche d'entrée au CNRS. Il s'oriente vers le protestantisme et fréquente le temple du Luxembourg.

1962. Mariage avec Thérèse Noir et installation à Franconville (Val d'Oise).

1966. Publication de sa thèse *De la banalité : essai sur l'ipséité et sa durée vécue* chez Vrin, sous la direction de Vladimir Jankélévitch. Enseignement au lycée Janson de Sailly et assistant à la Sorbonne.

1966-1970. Maître de conférences à l'université de Besançon.

1970-1984. Professeur à l'Université de Caen. Le couple et leur fille Ariane s'installent à Deuil-la-Barre puis à Taverny (Val d'Oise).

2001. Déménagement à Rueil-Malmaison.

2011. Décès à Rueil.

Lucien Jerphagnon était lauréat de l'Académie française et de l'Institut de France, membre correspondant de l'Académie d'Athènes en 1997 puis de celle d'Erevan. Pendant quinze ans, conseiller à l'Institut international de philosophie (CNRS-UNESCO).

CHRONOLOGIE DES PRINCIPALES ŒUVRES DE LUCIEN JERPHAGNON

1962. *Le caractère de Pascal*, PUF

1966. *De la banalité. Essai sur l'ipséité et sa durée vécue*, Vrin, coll. « Problèmes et controverses »

1969. *Introduction à la philosophie générale*, SEDES-CDU

1973, 1980, 1989. *Dictionnaire des grandes philosophies*, sous la dir. de L. Jerphagnon, Privat

1980, 1982, 1987. *Histoire des grandes philosophies*, sous la dir. de L. Jerphagnon, Privat

1980. *Vivre et philosopher sous les Césars*, Privat. Ouvrage couronné par l'Académie française

1983, *Vivre et philosopher sous l'Empire chrétien*, Privat

1987, 1994, 2002. *Histoire de la Rome Antique*, Tallandier

1989. *Du banal au merveilleux. Mélanges offerts*, Les Cahiers de Fontenay, 55-57

1989, 1993. *Histoire de la Pensée*, Tome 1 «Antiquité et Moyen Âge», Tallandier. Ouvrage couronné par l'Académie des sciences morales et politiques

1991. *Les Divins Césars. Étude sur le pouvoir dans la Rome impériale*, Tallandier, coll. «Approches»

1998-2002. Œuvres de saint Augustin, Gallimard, «Bibliothèque de la Pléiade», 3 vol. Ouvrage couronné par l'Académie française

2002. *Saint Augustin. Le pédagogue de Dieu*, Gallimard, coll. «Découvertes»

2002, 2006. *Les Dieux ne sont jamais loin*, Desclée de Brouwer

2006. *Augustin et la sagesse*, Desclée de Brouwer

2007. *Au bonheur des sages*, Hachette Littératures ; La Louve et l'Agneau, Desclée de Brouwer

2008. *Entrevoir et Vouloir. Vladimir Jankélévitch*, La Transparence

2008. *Julien, dit l'Apostat*, préface de Paul Veyne, Tallandier

2009. *La tentation du christianisme* avec Luc Ferry, Grasset

2010. *La... sottise ? (Vingt-huit siècles qu'on en parle)*, Albin Michel

2011. *De l'amour, de la mort, de Dieu et autres bagatelles*, entretiens avec Christiane Rancé, Albin Michel

2012. *Les armes et les mots* (*Histoire de la Rome antique, Les divins Césars, Histoire de la pensée*), préface de Jean d'Ormesson, coll.»Bouquins», Robert Laffont

2012. *Connais-toi toi-même... Et fais ce que tu aimes*, préface de Stéphane Barsacq, Albin Michel

2013. *L'homme qui riait avec les dieux*, préface de Stéphane Barsacq, Albin Michel

2013. *À l'école des Anciens*, préface de Christiane Rancé, Perrin

2014. *Les Miscellanées d'un Gallo-Romain*, préface de Christiane Rancé, Perrin

Parmi les Articles

« Plotin ou la figure de ce monde », *Revue de métaphysique et de Morale*, 1971, p. 196-205

« Plotin ou l'anti-Narcisse », *Diotima*, 1991, 19, p. 46-50

« Les sous-entendus antichrétiens de la *Vita Plotini*, ou l'Évangile selon Porphyre », *Museum Helveticum*, 1990, 47, p. 41-52.

En CD Audio

Paul Veyne, *Sur l'Antiquité* (commentaire de Lucien Jerphagnon), INA-Textuel, 2008

Les Grandes Heures (entretiens avec Raphaël Enthoven), INA-Radio France, 2012

LE *PARMÉNIDE* DE PLATON [1]

1. 1973-1974, revu en 1979-1980 (N.D.E.).

INTRODUCTION

Pourquoi étudier ce dialogue, de réputation célèbre… et passablement inquiétante ? Les commentateurs surenchérissent sur sa difficulté extrême, et sur l'incertitude dans laquelle on demeure de son sens véritable : « franchement inabordable » (M. Alexandre) ; « un désert aride, parsemé de cactus, où nous risquons de nous trouver nez à nez avec le Sphinx sans avoir les mêmes ressources qu'Œdipe… » (J. Trouillard). Bref, un texte pénible, laborieux, laissant l'impression d'un jeu stérile, ou d'un pur exercice d'école, en logique formelle. Remarquons que de ce simple point de vue, il vaudrait déjà le détour. Alors, pourquoi une année là-dessus ?

1. Je crois d'abord qu'il faut s'être une fois plongé là-dedans, l'avoir vu soi-même, ne serait-ce qu'une fois. Pas seulement le connaître par ouï-dire. Avoir envie de comprendre ce que cela pouvait signifier — car pas plus qu'aujourd'hui (plutôt moins !) les gens ne parlaient pour ne rien dire.

2. Et puis, c'est un moment de la carrière intellectuelle de Platon, un moment du platonisme. Le dialogue est bourré de sous-entendus, de propos ± dissimulés, d'idées « de derrière la tête ».

INTRODUCTION

Pourquoi étudier ce dialogue, de réputation célèbre… et passablement inquiétante ? Les commentateurs renchérissent sur sa difficulté extrême, et sur l'incertitude dans laquelle on demeure de son sens véritable : « franchement inabordable » (M. Alexandre) ; « un désert aride, parsemé de cactus, où nous risquons de nous trouver nez à nez avec le Sphinx, sans avoir les mêmes ressources qu'Œdipe » (J. Trouillard). Bref, un texte pénible, laborieux, laissant l'impression d'un jeu stérile, ou d'un pur exercice d'école en logique formelle. Remarquons que de ce simple point de vue il vaudrait déjà le détour. Alors, pourquoi une année là-dessus ?

1. Je crois qu'il faut s'être une fois plongé là-dedans, l'avoir vu soi-même, ne serait-ce qu'une fois. Pas seulement le connaître par ouï-dire. Avoir envie de comprendre ce que cela pourrait signifier – car pas plus qu'aujourd'hui (plutôt moins !) les gens parlaient pour ne rien dire.

2. Et puis, c'est un moment de la carrière intellectuelle de Platon, un moment du platonisme. Le dialogue est bourré de sous-entendus, de propos plus ou moins dissimulés, d'idées « de derrière la tête ». Sous couvert d'un dialogue savamment construit, Platon – le Platon d'un moment – met en perspective, par allusions, toute

l'histoire de la philosophie telle qu'elle est présente aux esprits de son temps. Et il se met en devoir d'en critiquer les étroitesses de vue, les mauvaises prises sur le réel, les manques d'audace. Conséquence pour nous, lecteurs de notre aujourd'hui : avoir bien présentes à l'esprit les différentes visions du monde mises en cause, sous peine de passer à côté.

Mais Platon ne critique pas que les autres philosophies. Il met en question la sienne propre, telle du moins qu'on la lui impute : il critique ses précédents dialogues, les orientations de sa première jeunesse, quand la théorie des Idées était formulée sur le mode mythique. Dans le *Parménide* se trouve l'orientation vers l'Un qui est au-delà des essences, de la *République* (ἐπέκεινα τῆς οὐσίας). Mais il y a aussi les difficultés qui sont apparues dans la théorie des εἴδη, principalement dans la forme grossièrement simplifiée à laquelle le milieu « scolaire » l'a réduite. Il avance fortement lui-même – donc avant Aristote – les objections qu'on peut soulever contre les Idées. Or, précisément, le *Parm.* déloge les gens confortablement installés ; il perturbe leur confort intellectuel en montrant bien que les propositions sont trop courtes, qu'elle ne rendent compte que d'une partie du réel – et encore, à la condition que l'on n'approfondisse pas, sans quoi c'est tout de suite l'aporie. Déjà dans la première partie il y a une douzaine de problèmes soulevés par la théorie des Idées, telle du moins que le jeune Socrate, le Socrate étudiant, est censé la voir, et ces problèmes restent sans solution, comme l'a bien vu J. Trouillard : Platon, qui jusqu'alors a présenté la théorie sous une forme mythique et poétique, montre qu'on ne peut pas s'en tenir là. « Il prend ses distances vis-à-vis du platonisme scolaire qui se forme déjà autour de lui » (« Le *Parménide* de Platon et son interprétation néoplatonicienne », *Revue de Théologie et de Philosophie*, Lausanne, 1973, II, p. 87). Et il montre que, pour percutantes qu'elles soient, les objections peuvent être surmontées. Comment ? En multipliant les exercices dialectiques, pas seulement comme une gymnastique dans le vide dialectique (comme faire de la bicyclette sur place). Mais ces exercices, cette haute voltige, à quoi sera consacrée la seconde partie, Platon la fait voir comme la seule façon de se tenir en éveil pour entrevoir de quoi il est question. Selon Platon, il n'y aura jamais sur le sujet de l'Un et du Multiple d'exposé statique satisfaisant : c'est à la faveur de cette agitation quasi héraclitéenne des neuf hypothèses selon l'affirmation et la négation que s'allumera l'intuition ; qu'on verra – le temps d'un éclair – comment il peut y avoir un monde, et de quoi procède continuellement le vécu de chaque moment. Extraordinaire dynamisme de la philosophie platonicienne, qu'on a si stupidement dépeinte comme statique…

3. Parce que l'étude du *Parm.* est l'occasion privilégiée d'entrer dans la problématique grecque de l'Un et du Multiple – problématique disparue aujourd'hui : ni chaud ni froid. Mais il faut essayer de la retrouver par-delà les cadres que, *volens nolens*, le christianisme a imposés à la pensée occidentale, avec la création *ex nihilo*. Car c'est cela qui a prévalu, en dépit de l'hellénisation du christianisme, sur l'émanation néoplatonicienne ou la participation platonicienne, de style éternitaire. Imaginez que nous ne vivions pas dans ces cadres, que n'ait pas existé ce système ontologique cautionné par une religion forte, avec un Dieu et un monde, un créé et un Créateur. Vous auriez alors sous les yeux une multiplicité dans laquelle il vous faudrait vivre, et qu'il faudrait essayer de comprendre, donc d'expliquer. Comment expliquer une multiplicité sinon par référence à une unité ? Une unité que l'on congédie (Héraclite) ou que l'on absolutise

en congédiant cette fois la multiplicité (Parménide) ? À moins d'imaginer un jeu subtil, dialectique, entre les deux… Solution héraclitéenne ou éléatique. Le personnage de Zénon dans le *Parm.* (première partie), c'est la multiplicité niée ; et Platon, dans la coulisse, montre la défaite de Zénon d'une façon sournoisement humiliante puisque Parménide, le Parménide du dialogue, est absent au moment où Zénon lit son mémoire ; et de plus, ce qui n'est ni gentil ni poli, il est tout ouïe pour les objections que Socrate fait à Zénon, au nom de la théorie des Idées, pour sommaire qu'il la trouve.

Il faut noter que le *Parm.* de Platon, tel qu'il sort de ses mains, n'est qu'un moment – décisif – de la problématique de l'Un et du Multiple. Plus tard il y aura, chez Platon même, une situation autre du problème : sur le plan de la limite et de l'illimité, *peras* et *apeiron*, afin d'expliquer la genèse de l'être mêlé de non-être qu'est le monde dont on a l'expérience.

Mais après Platon commence une autre aventure, liée à l'existence d'une école platonicienne, qui a enseigné Platon de génération en génération pendant six siècles. D'autant que sur la vieille académie s'est greffée au IIIe siècle une école dite néoplatonicienne d'inspiration orientale. Et l'ensemble est à ce point vivant que le néoplatonisme devient le mouvement le plus important de la fin du paganisme, en Orient comme en Occident : Plotin, Porphyre, Proclos, Damascios [1]… De très grands maîtres dont le rayonnement fut considérable et qui tous puisèrent dans le *Parm.* leur vision du monde. Nous y reviendrons. Justinien fermera l'école par décret en 529, sous le principalat de Damascios… Ce chrétien fanatique imaginait-il qu'on met

1. Nous avons fait le choix de conserver la graphie adoptée par L. Jerphagnon qui tantôt opte pour Proclus et Damascius, tantôt Damascios et Proclos (N.D.E.).

fin à une école de pensée comme on ferme un bâtiment ? L'école platonicienne poursuivit ses activités à Alexandrie, et c'est par cette voie que passeront dans le monde les grandes thèses du platonisme – du néoplatonisme – en Occident.

Ainsi on constate qu'il y eut, pendant une dizaine de siècles, un enseignement ininterrompu de Platon, et dans cet enseignement traditionnel et vivant à la fois, le *Parm.* étant un dialogue-clef. Dans ce qu'il est convenu d'appeler le néoplatonisme – mais le terme eût surpris ces platoniciens qui se voulaient les exégètes de Platon –, dans le néoplatonisme donc, le *Parm.* est un centre, le centre de la philosophie platonicienne. C'est, dit A. Diès, « une Bible, ou plutôt, dans cette Bible, le livre chargé des révélations les plus savantes et des mystères les plus profonds… » (*Autour de Platon*, 2e éd., Beauchesne, 1972, p. 300). Donnons pour l'instant seulement une définition du néoplatonisme, celle de J. Trouillard : « C'est la doctrine qui cherche dans la seconde partie du *Parm.* le centre générateur du platonisme » (J. Trouillard, « Rencontre du néoplatonisme », *Revue de Théologie et de Philosophie*, 1972, 1, p. 9). Disons-le déjà, dans le *Parm.*, tout être et tout non-être sont des modes de l'Un [2].

Le jeu complexe des hypothèses du *Parm.* a été regardé par certains comme un simple exercice de logique, sans autre signification : tout cela était censé illustrer d'un exemple la méthode dialectique, comme dans le *Sophiste* la fameuse définition du pêcheur à la ligne (218 e-222 c)

2. Voir aussi, du même J. Trouillard, « Le *Parménide* de Platon…», *op. cit.*, p. 83 : « Le néoplatonisme succède au moyen platonisme le jour où les platoniciens se mettent à chercher dans le *Parménide* le secret de la philosophie de Platon. Ce moment semble-t-il, c'est Plotin avec sa théorie des trois Uns (*Enn.*, V. I. 8)… Le *Parménide* considère toutes choses du point de vue de l'Un. Selon Jamblique et Proclos, ce dialogue est le centre de la métaphysique de Platon, de même que le *Timée* résume sa philosophie de la nature. »

illustre la méthode de division. On a un écho de ces positions réductrices, dès l'Antiquité, dans le *Commentaire du* Parménide par Proclos.

Seulement on sait à présent que, dès l'Antiquité, d'autres exégèses avaient cours, qui se prétendaient fidèles à Platon. Ainsi un pythagoricien du nom de Moderatus de Gadès (2e moitié du 1er siècle av. J.-C.) distingue dans l'enseignement de Platon trois Un, le premier au-dessus de l'être, le second réellement être et l'intelligible, le troisième qui est l'âme. Ainsi les pythagoriciens interprétaient-ils déjà notre dialogue. Au second siècle après J.-C., des philosophes comme Noumenios distinguent une hiérarchie divine dans l'enseignement de Platon, avec le Premier Dieu, le Second Dieu ou Démiurge, et le Troisième Dieu qui est le *cosmos*. On constate que les platoniciens ont lesté les hypothèses du *Parm.* d'un contenu, et là encore c'est l'*In Parmenidem* de Proclos qui nous renseigne sur les positions en vigueur, éd. Cousin, 1864.

Ou bien on estimait que les hypothèses du *Parm.* avaient pour objet l'être au sens du *Poème* de Parménide ; ou alors, on leur affectait pour objet les différents degrés de l'être tels qu'ils procèdent de l'Un. Ainsi l'Un allait être comme le foyer d'où *procédaient* et vers quoi *revenaient* toutes les choses réelles selon le double mouvement *proodos*, puis *épistrophè*[3].

Là-dessus il faut intégrer l'action des courants mystiques du monde romain à cette époque, et l'on ne

3. Il y a là quelque chose de très gratifiant : on a toujours besoin de comprendre, intellectuellement, la présence de ce monde, sa genèse, son devenir. Or le *Parm.* avait de quoi donner à ceux qui le lisaient la certitude – comblante – d'avoir compris. Ils assistaient ainsi à la procession éternelle du monde à partir de son Principe, et à son retour éternel à son Principe. Ils devenaient ainsi contemporains de cette procession et de ce retour éternels. Ils actualisaient intellectuellement cette présence ; ils suivaient – de l'intérieur, non en simples spectateurs – le développement du monde.

s'étonnera pas qu'on en vienne à appliquer les hypothèses du *Parm.* à ces suprêmes réalités que sont censés être les dieux. « Découverte, semble-t-il, par certains néopythagoriciens, [cette interprétation] n'a été systématiquement exploitée que par les néoplatoniciens, et d'abord par Plotin lui-même » (H.D. Saffrey et L.G. Westerink, *Proclos. Théologie platonicienne*, texte établi et trad., Les Belles Lettres, 1968, p. LXXVI-LXXVII). Vous trouverez dans cette admirable introduction, un « Essai sur l'histoire de l'exégèse des hypothèses du *Parménide* dans le néoplatonisme jusqu'à Proclos » p. LXXV *sq*. Je me bornerai ici à quelques indications :

Plotin (205-270), disciple d'Ammonios, il évoque le *Parm.* dans ses *Ennéades* pour fonder son système des trois hypostases, et il estime que cette doctrine remonte à Platon lui-même [*Enn.*, V, 1, 8].

Amelios (IIIe siècle) divise le *Parm.* en huit hypothèses.

Porphyre, disciple de Plotin, a rédigé entre autres un commentaire du *Parm.* dont il utilise quelques fragments, réunis par W. Kroll et retenus par P. Hadot dans son *Porphyre et Victorinus*, 2 vol., Études Augustiniennes, 1969.

Jamblique (vers 283-vers 333) propose son interprétation du *Parm.*, où il voit dans les hypothèses, la hiérarchie entière du monde, de Dieu jusqu'aux corps sublunaires.

Plutarque d'Athènes (mort avant 435), lui, trouve une dixième hypothèse.

Proclos (412-485), élève de Syrianos, diadoque de l'École, a rédigé entre autres un commentaire des deux parties du *Parm.*, mais qui s'arrête à la fin de la première hypothèse. À compléter par sa *Théologie platonicienne* (édition citée). « C'est la dialectique du *Parm.* qui fournit à Proclos le principe de sa formalisation… Proclos puise de tous côtés dans la philosophie et dans les religions, mais intègre ses emprunts sous cette loi. » (J. Trouillard, *Revue de Théologie et de Philosophie*, 1972, 1.)

DAMASCIOS (né en 485), dernier diadoque de l'École, a rédigé un commentaire complet de la deuxième partie du *Parm.* (éd. A. Chaignet, 3 vol., 1898). Ce fut « le plus lucide et le plus critique » (J. Trouillard, art. cité).

Dès lors, il y a quelque chance que cette continuité de la tradition nous apporte des lumières. Ces gens-là ont sans doute profondément modifié le texte initial « tel qu'en lui-même », mais on peut légitiment penser qu'ils ont eu accès à des significations qu'ils se sont transmises d'âge en âge, à des « tours de main » pour comprendre les textes. Ils les ont « relus » – comme toujours en philosophie – ; mais une chose est importante, qui ressort de cette ferveur platonicienne : il reste en effet que Platon a été continuellement enseigné pendant une dizaine de siècles, et qu'il devait quand même être difficile de s'en éloigner totalement. Il serait donc imprudent de ne pas tenir compte des commentaires ; mais en même temps, imprudent aussi d'oublier ce que toute relecture introduit chez le philosophe relu [4]. Position difficile, tout en nuances, exigeant dans chaque cas la supputation de l'admissible et du moins admissible. En tout cas, il semble bien qu'expliquer le *Parm.* en faisant abstraction des « néoplatoniciens » soit une entreprise décevante, voire périlleuse. En effet cette

4. « Il faut de la vigueur philosophique pour rester simplement fidèle à une authentique philosophie… La fuite du temps et le renouvellement des perspectives exigent une sorte de création continuée… Exprimer Platon au IIIe ou au IVe siècle de notre ère, c'était nécessairement tenter de ressaisir le processus constituant de la pensée platonicienne à travers la lettre où elle s'était jadis reportée… Quiconque est convaincu qu'une pensée est enfermée tout entière dans la situation où elle a vu le jour et s'évanouit tout entière avec elle, n'accomplira pas jusqu'au bout sa tâche d'historien. » J. Trouillard, Préface à Proclos, *Éléments de Théologie*, Aubier, 1965, p. 11-12.

abstraction pure, ainsi coupée de toute tradition, devient vide, vacante, donc utilisable pour ceux qui souhaitent la rapprocher d'auteurs ultérieurs, lui *faire dire* des choses, des choses qui feraient par exemple du *Parm.* un texte pré-kantien ou trop kantien pour être honnête... Cela du moins vaut comme leçon d'histoire de la philosophie, ne serait-ce que pour apprendre – si besoin est – qu'il n'y a pas une histoire de philosophie linéaire, mais des histoires, ou plutôt un buissonnement de reprises, de relectures, qu'on se gardera bien de totaliser pour en faire un *philosophia perennis*.

Dernière réponse à la question du choix : c'est que chaque « philosophe » a eu envie au moins une fois dans sa vie, s'il n'était trop timoré, ni trop sectaire, de s'atteler au *Parm.* pour son compte – pour se rendre compte – et de se faire sur ce dialogue étrange sa *doxa* (à défaut d'*épistémè* ou de *noesis*...). C'est un risque à courir, surtout quand on le fait en même temps que les étudiants, pour leur faire partager un moment la route des chercheurs. Ici nous rencontrons une question essentielle en histoire de la philosophie, qui est – nous le devinons après ce qui vient d'être dit de la tradition platonicienne – la question des interprétations et de l'interprétation... Travailler sur le *Parm.* devient une occasion de faire pour de bon de l'histoire de la philosophie, puisque se pose à tout moment, à propos d'un morceau quasi impénétrable, la question du *texte* lui-même et de son rapport avec une tradition philosophique antérieure et postérieure, avec un avant et un après, qui le porte et le diffuse. Si nous partons dans la seule direction admissible, à mon sens, en histoire de la philosophie, c'est-à-dire, comme dit Y. Belaval, ce qui a été pensé tel qu'il a été pensé (*Leibniz critique de Descartes*, Gallimard, 1948) ; si nous tentons de retrouver un *passé inactuel* (par opposition à un *passé actuel*, qui serait une interprétation des textes dans un sens qui nous arrange…) ; si donc nous partons dans cette direction-là, il ne fait pas de doute que nous rencontrerons deux tentations :

1) celle d'une certaine image, d'une projection imaginaire, du texte pur, qui devrait « parler tout seul », nous livrer de soi ses structures et donc son sens « authentique », s'insérant d'ailleurs, bien qu'absolu, dans le sens de l'histoire – tel que nous le voyons aujourd'hui – comme cela, pour nos beaux yeux… Plus modestement, il faudrait parler d'insertion dans l'histoire des interprétations. Et voici les conséquences de cette position : on traite les commentaires et la tradition par-dessus la jambe. À cette attitude nous objecterons : « mais comment espérez-vous comprendre le “vrai” sens du *Parm.* mieux que ceux qui en ont été plus près dans le temps[5] ? » ;

2) la tentation de donner une primauté absolue aux traditions, aux commentaires, et spécialement aux relectures contemporaines du texte, par des gens dont les vues nous plaisent, et ainsi de se donner chacun à soi-même une fête intellectuelle, qui consiste à « avoir enfin compris que… ». Mais il suffit de rapprocher entre eux tous ces gens qui « ont enfin compris » pour s'apercevoir qu'ils ont compris des choses souvent très différentes et pas toujours conciliables, ou tout simplement qu'ils n'ont rien compris du tout.

Du coup on a envie de revenir à la nouvelle tentation, celle du « texte pur ». Mais comme on s'aperçoit alors, que c'est assez décevant et que l'on va à l'encontre de ce qu'ont pensé des gens plus proches que nous le sommes

5. On peut se référer à Proclos, *Théologie platonicienne*, *op. cit.*, p. 7.

de la « mentalité de Platon », on a envie de revenir aux commentaires… *Da capo*.

Si bien que la position la plus sage consiste à tenir compte de tout ce dont nous disposons, en exerçant au maximum notre critique.

Je me propose donc :

– de commenter le texte ligne par ligne, en vue, si possible, de l'éclairer ;

– de voir le devenir du *Parm.* dans le temps, « la fuite de l'œuvre devant son créateur ».

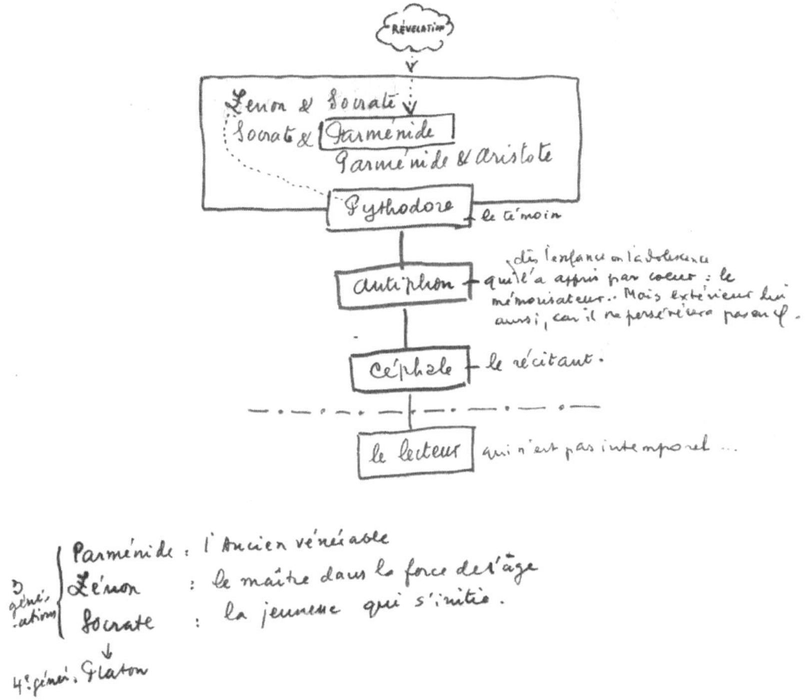

Tableau synoptique

COMMENTAIRE

Parm. 126 a – 127 a

Des types débarquent à Athènes en provenance de Clazomènes (d'Ionie). Ce sont Céphale et des collègues philosophes. Ils veulent se faire raconter quelque chose qui leur importe. Quoi ?

Comment s'est passée une certaine entrevue qui s'est tenue naguère entre :

- Socrate tout jeune à l'époque et, Zénon, 45 ans, élève de Parménide ;
- Socrate et Parménide, ce dernier âgé d'environ 65 ans ;
- Parménide et un nommé Aristote (qui sera l'un des Trente) ;
- un témoin, Pythodore, compagnon de Zénon.

À noter que Parménide et Zénon se trouvent là à cause des Grandes Panathénées.

Le témoin Pythodore a raconté l'histoire devant un jeune homme, le frère de Glaucon, nommé Antiphon, qui l'a apprise par cœur.

Et c'est alors qu'arrivé à l'âge d'homme, il reçoit la visite de Céphale et des philosophes de Clazomènes, qui voudraient bien entendre le récit de l'entrevue. Antiphon fait la narration aux lecteurs du dialogue. (Voir le Tableau synoptique p. 25)

Quelques remarques.

Nous avons ici un « récit de récit » (M. Alexandre), un discours « plusieurs fois indirect » (P. Trotignon), une narration « à cascades » (A. Diès), afin de suggérer l'impression de passé lointain. A. Diès estime que c'est dans le but de « mettre entre le *Parm.*, le *Théétète* et le *Soph.* une distance que la parenté de fond menaçait de supprimer » (*Autour de Platon*, *op. cit.*, p. 7). Cette impression de passé lointain fait planer sur cette rencontre entre une philosophie déjà légendaire et les préoccupations actuelles de Platon « une atmosphère de poésie et tout le vague d'une Uchronie » (*Ibid.*). On a une coprésence du socratisme, du plus vieil éléatisme, l'héritage de l'antique Ionisme : « quatre générations », observe Clémence Ramnoux (*Parménide*, Éd. du Rocher, 1979, p. 153) ; il s'agit de faire apparaître un enseignement : les protagonistes sont en relation de génération maître-disciple.

Céphale et Pythodore ont peut-être une fameuse mémoire : vous vous voyez retenant tout cela ? Avec J. Wahl, je dirais que ces emboîtements d'intermédiaires sont peut-être l'indication que les choses « qui vont être dites ne sont que des fictions » (J. Wahl, *Étude sur le* Parménide *de Platon*, 1926, n. 4). Peut-être à partir d'un fonds historique, comme l'a pensé A. E. Taylor (*Plato, the Man and his Work*, Londres, 1926). Mais J. Trouillard parle d'un « entretien vraisemblable mais non nécessairement historique » (*Revue de Théologie et de Philosophie*, 1973, II, p. 83). Mais cela sent quand même la mise en scène, et J. Rolland de Renéville y voit une « confrontation intemporelle dramatisée par une incarnation scénique » (*Essai sur le problème de l'Un-multiple...*, Vrin, 1962), d'autant que Proclos (412-485) a remarqué cet enchaînement :

1re rencontre : Parménide – Zénon – Socrate ;
2e rencontre : Zénon – Pythodore, le témoin ;
3e rencontre : Antiphon, le mémorisateur – Céphale ;
4e rencontre : Céphale le récitant.

« Il semble que l'entretien entre Zénon, Parménide et Socrate, auquel font allusion le *Théét.* 183 e et le *Soph.* 217 c soit dans son genre, une sorte de mythe » (J. Wahl, *Étude…*, *op. cit.*, n. 4, p. 223). « Pour Proclus, tout le dialogue doit être interprété symboliquement : la rencontre entre les Ioniens et des Clazoméniens signifie que la vraie philosophie doit être l'union des principes de ces deux écoles » (*Ibid.*, p. 224). J. Wahl continue en introduisant des indications sur « Mythe et Allégorie », et il évoque la relecture des textes anciens pour leur donner le sens qu'appelle la conjoncture[1].

Parm. 127 b – 130 a

Ce fragment de texte nous oblige, en quelque façon, à une autre introduction, à propos des personnages en présence et des idées, des vues qu'ils échangent. Une étude comme celle-ci exigerait non pas *une* introduction, mais *autant* d'introductions qu'elle engage de plans. Voici du moins quelques précisions touchant ce qu'il faut avoir en tête en lisant le *Parm.*, et notamment la palette des systèmes philosophiques auxquels il est fait allusion là-dedans. Il faut avoir cela présent comme des cadrans de bord ; au besoin s'en faire un tableau pense-bête, permettant de saisir toute allusion, et ce qui est engagé dans chaque position. Sans quoi, on est sûr de ne comprendre rien du tout, ou à peu près.

---

1. Lire P. Trotignon, « Introduction à la lecture du *Parménide* de Platon », *Revue de l'Enseignement philosophique*, octobre-novembre 1966, décembre 1966.

Ce tableau comprendrait quoi ?

PARMÉNIDE D'ÉLÉE, champion de l'Un, niant la multiplicité. Chef de file de l'éléatisme. On devine, contre Parménide, des adversaires qui tournent en ridicule ses thèses, montrant que, si l'Un est, il va s'ensuivre des choses risibles et contraires à sa théorie même. Cela va, selon Proclos, IV, 6, jusqu'à l'argument *ad hominem* : si l'Un est, il faudra souscrire à des exigences obligeant à poser « si Parménide existe, Zénon n'existe pas, et *vice versa* ».

ZÉNON D'ÉLÉE[2], son disciple, défend Parménide, dans un *écrit* dérobé puis publié, en affirmant que le plusieurs n'existe pas et que, s'il existait, on aurait des conséquences encore plus drôles. J. Trouillard fait observer que l'ouvrage de Zénon n'est pas conservé : « contenait-il, entre autres choses, les fameux arguments polémiques contre le mouvement ? » (art. cité, *Revue de Théologie et de Philosophie*, 1973, II). Zénon veut contredire (ἀντιλέγει, 128 d) ceux qui affirment le multiple. Qui ? Probablement les pythagoriciens. Seulement dans sa défense de l'éléatisme, Zénon a viré à l'éristique[3], ce qui n'arrange pas Platon (qui, ailleurs, fait des sorties contre l'éristique).

SOCRATE, mais jeune[4]. Pourquoi ? Parce que Platon a intérêt à faire apparaître très jeune son maître, dès lors qu'il soutient (pour les besoins de la cause platonicienne…) une thèse que Platon juge maintenant inadéquate ; et ensuite parce que ce jeu auquel il va se prendre est précisément celui que, dans le *Philèbe*, Platon fait voir comme enthousiasmant les jeunes gens. Et dans notre texte, nous lisons :

---

2. Sur Zénon, voir V. Brochard, « Les arguments de Zénon d'Élée contre le mouvement », *Études de philosophie ancienne et de philosophie moderne*, nouv. éd., Vrin, 1966, p. 3-14.

3. « Zénon est le théoricien de la Sophistique » (P. Trotignon, « Introduction à la lecture du *Parménide* de Platon », *op. cit.*, p. 15).

4. « C'est le Socrate d'avant son histoire » (P. Trotignon, *ibid.*., p. 4 et 7).

« Que dit-on de si extraordinaire à me démontrer, moi, un et multiple ? » (129 c). Ainsi, propose P. Trotignon, « Platon chasse Socrate, non comme le ferait un fils indigne, mais comme une enfance maintenant dépassée » (art. cité dans la note 2, p. 7).

127 d e. Explication du passage grâce au commentaire de Proclos [5].

Que va faire Socrate ? Il va discuter les idées de Zénon en opposant à l'éléatisme la théorie des Idées ou Formes – et des Formes multiples (théorie probablement pythagoricienne en son origine). Il y a, en conséquence, une pluralité des Idées, une pluralité (au moins apparente) des choses sensibles et un devenir du sensible qui s'explique par la participation à des Idées différentes. Du coup, « l'héraclitéisme devient acceptable », « la concorde et la discorde d'Empédocle deviennent des Idées. » (J. Wahl, *op. cit.*, p. 17)

Ce que Socrate soutient ici, c'est la théorie des Formes du *Phédon*, du *Banquet*, de la *République* : on remarquera dans le *Parm.* l'importance des Formes du semblable et du dissemblable. Derrière, il y a :

- Héraclite d'Éphèse, où le semblable et le dissemblable sont mêlés aux choses ;
- le pythagorisme d'Empédocle, où semblable et dissemblable sont en quelque façon au-dessus des choses ;
- Platon lui-même et les théories du *Phéd.* ;
- et finalement, ce qui va être dit dans le *Parm.* où les Formes du semblable et du dissemblable vont être de nouveau mêlées au sensible, ce qui rejoint le véritable héraclitéisme.

5. Voir J. Wahl, *Étude…*, *op. cit.*, p. 14-15.

Bref, on voit là une sorte de mise en perspective de l'histoire et de la philosophie, dont les points de vue sont rapprochés par Platon comme hors du temps. Ils sont rapprochés le temps d'un dialogue intemporel, pour servir à la construction d'un système du monde original.

Mais revenons à l'intervention de Socrate après la conférence de Zénon. Que dit-il à Zénon ? J. Trouillard propose un résumé de cette conversation dans son article « Le *Parménide* de Platon… », *op. cit.,* p. 84-85. Il conclut que le problème posé est celui de la communication des Idées (p. 85), qui domine les deux parties du dialogue, comme l'a bien vu J. Wahl, *Étude sur le* Parménide *de Platon*, F. Rieder, 1926, p. 23.

Parm. 130 a-e

Pendant l'intervention de Socrate, Pythagore se demandait si Parménide et Zénon n'allaient pas se mettre en rogne. Pas du tout ! C'est, dit Proclos, qu'ils ne voyaient ni la grandeur de Parménide et de Zénon, ni l'incitation à une plus haute recherche que constituait le discours socratique. Les deux étaient ravis, au contraire : sans doute voyaient-ils ce qu'ils allaient répondre à Socrate, à savoir que, si ses idées multiples, à lui Socrate, existent, il va falloir qu'elles soient semblables et dissemblables, et qu'il leur arrive ce qui arrive au sensible.

Problème I 130 a-131 a

Pour commencer [6], Parménide va montrer à Socrate que ce n'est pas aussi facile qu'il le croit, avec sa théorie des Idées multiples. « Quand le vieux Parménide prend

6. Parménide emploie ὁρμή, le premier assaut des combattants, l'impulsion (parfois divine), le zèle.

la parole, il a l'air de savoir tout le platonisme. Il secoue la théorie des Idées comme s'il l'avait dépassée ; toute la future critique d'Aristote est là, par une sorte d'anticipation sur son contradicteur. Comme si Platon faisait critiquer par Parménide le faux platonisme des choses en soi, des Idées en soi, qui est d'Aristote. » (M. Alexandre, *Lecture de Platon*, 1re éd., Bordas, 1966, p. 304)

En effet, de quoi y a-t-il Formes ? Quelle est l'étendue du monde des Idées ? D'abord, demande Parménide, est-ce que Socrate admet bien qu'il y ait des Idées, à part des choses sensibles ? Et des *choses sensibles à part des Idées* ? Est- ce qu'il y a une ressemblance pure et une ressemblance empirique ? Et de même pour l'Un, le Multiple, le Beau, le Bien ? Bref, pour tout ce dont Zénon a traité tout à l'heure [7] ?

On voit déjà que, pour ce représentant de l'Un, de l'absolue continuité, la thèse de Socrate apparaît comme théorie du discontinu ; il y a les Idées *et* le sensible ; et puis les Idées diffèrent entre elles, chaque Idée est autre chose que les autres.

Socrate l'admet pour les Formes nobles. Mais il est déjà plus embarrassé pour les Formes de « type organique » : homme, feu [8], eau… Où rien ne va plus, c'est quand Parménide oriente Socrate vers les cheveux, la boue, la crasse… Voyez ici l'apparition de l'idée de *valeur* dans la spéculation sur le réel (J. Wahl, *Histoire de la Philosophie*, La Pléiade, 1969, I, p. 537). C'est aussi l'introduction d'une possibilité des idées négatives. Y a-t-il une perfection du crime ? de la sottise ? bref de tout ce que l'on saisit comme une déchéance ?

7.Voir *Phéd.* 102 a et b, 66 a, 78 d, 100 b-c, 74 a, 75 d, *Banq.* 211 a, *Rép.* V, 479 e, VII, 524 d.

8. Sur l'Idée de feu, voir *Tim.* 49, 51 b ; *Phil* 29 *et sq.* La formule « type organique » est de J. Wahl.

« Peut-il y avoir une idée parfaite d'une imperfection ? » (M. Alexandre, *Lecture de Platon*, *op. cit.*, p. 306)

Au niveau de ces choses basses, Socrate admet que « les choses sont ce qu'elles nous apparaissent ». Il a bien eu envie, une fois ou l'autre, de poser des Idées, des Formes subsistantes de ces choses, mais il a reculé devant un abîme de niaiserie. Au fond, je m'en tiens, dit-il, aux choses nobles. Timidité métaphysique... C'est que tu es encore gamin, lui dit Parménide.

À propos de cette attitude qui consiste à se réfugier dans les nobles registres, on peut remarquer, après F. M. Cornford[9], que dans le *Soph.*, 227 b, aux yeux de la science celui qui chasse la vermine est tout autant chasseur que le général... Il ne faut donc donner aucune préférence à ce qui n'est pas ridicule.

Parm. 130 e-134 e

Cela dit, quel est le rapport du sensible avec les Formes, puisque selon Socrate, il y aurait des Formes pour tout ?

Problème II 131 a-e

Il y a donc participation. Mais la participation ne s'explique pas si facilement. Les choses sensibles participent-elles d'une *partie* de l'Idée ou de *toute* l'Idée ? Ce sera ici la critique de toute conception matérielle des Idées.

Socrate estime que c'est de la Forme entière que participent les choses. — Mais alors, dit Parménide, elle sera séparée. — Non, dit Socrate, à preuve le jour. Socrate

9. F. M. Cornford, *Plato and Parmenides*, Londres, Routledge and Kegan Paul, 1983 ; voir A. H. Coxon, *The Philosophy of Forms*, Van Gorgum, 1999.

joue de la métaphore du jour. Métaphore que Proclos dit symbolique du Bien – soleil intelligible, obscurcie par les termes spatiaux dans lesquels est encore posé le problème.

Parménide rejoue une métaphore, celle du voile. Voilà Socrate coincé : il lui faut admettre que l'Idée est divisible en même temps qu'une. Et Socrate ne l'admet pas, ne peut pas l'admettre.

Il fait bien, car Parménide lui montre les conséquences – absurdes – de cette disposition. Des contradictions surgissent [10]. Si bien que Socrate avoue que, si la participation aux Formes ne peut être participation ni au tout de la Forme ni à sa partie, il ne voit pas comment la définir. Séparée, la Forme n'a aucun rapport compréhensible avec les choses.

Problème III 132 a b

Les grands objets, selon Socrate [11], le sont parce que le regard les voit posséder un caractère unique qui est la *grandeur*. Voilà donc distingués grands et grandeur pure. Si la grandeur que j'affirme de plusieurs choses à la fois est distincte de ces choses grandes et existant par soi, *il y aura* – la grandeur étant affirmée et des individus et de la Forme – *une troisième grandeur* distincte et des individus et de la Forme, afin qu'il y ait un lien, un principe

---

10. Excellente formule d'A. Diès : « La partie de Grandeur participée deviendra petite par rapport au tout de la grandeur ; le tout de la petitesse deviendra grandeur par rapport à sa partie ». (*Introduction au* Parménide, p. 26).

Et J. Wahl ajoute : « Argument important pour montrer qu'on ne doit concevoir les Idées de Grand et de Petit comme des choses grandes ou petites, et pour purifier l'esprit des choses sensibles » (*Étude…*, *op. cit.*, p. 32). On prend ici sur le vif le propos platonicien (de Platon caché dans la coulisse et qui règle cette mythique discussion) de dégager de l'imagination banale la pensée des Formes. Elles ne sont pas des choses, et pourtant elles sont réelles, au point que la réalité des choses vient de leur participation aux Formes : voir P. Trotignon, art. cit., p. 2.

11. « Selon Socrate », dit Parménide. Remarquez sous la supposition, la présomption.

d'unité entre la Forme et les objets grands. Et nous voilà avec une nouvelle forme de la grandeur, et *sic ad infinitum* : chacune de ces formes surgissant ne sera donc plus unité, mais indéfinie multiplicité de Formes, ἀλλά ἄπειρα τὸ πλῆθος. Voilà le fameux argument dit du troisième homme, dont Aristote se servira en *Métaphysique*, I, 940 b 15 contre Platon qui le connaissait aussi bien que lui [12].

Reprenons cette formulation de M. Alexandre : « S'il y a d'un côté les choses et de l'autre les Idées qui leur donnent un sens, si je considère les unes et les autres, comment puis-je les rapporter les unes aux autres sans de nouvelles Idées ? » (*Lecture de Platon*, *op. cit.*, p. 307)

À propos de l'argument du troisième homme, on peut comparer notre texte (*Parm.*, 132 a b) et *Rép.* X, 597 c, dans ce dernier passage il est question de trois lits : la Forme naturelle du lit, ἡ ἐν τῇ φύσει, dont Dieu est l'auteur ; la deuxième, qui est celle du menuisier, γε ἥν ὁ τέκτων ; la troisième qui est celle du peintre qui représente un lit, ἣν ὁ ζωγράφος. Et il est dit que le dieu, de ces trois Formes, n'en a fait qu'une « dont toute l'essence est d'être un lit ». Pourquoi une ? « Parce que, répondis-je, s'il s'était mis à en faire seulement deux, il en surgirait (πάλιν ἄν μία ἀναφανείη), en revanche, un, duquel les deux premiers, de leur côté, réaliseraient l'un et l'autre la nature et ce serait celui-là (mais non pas les deux), qui serait ce dont l'essence est d'être lit. » Dans le *Parm.*, il est écrit : « C'est donc une nouvelle forme de la grandeur qui surgira, Ἄλλα ἄρα εἶδος μεγέθους

---

12. Il se peut que Platon l'ait appris du sophiste Polyxène, qu'il avait connu à Syracuse, auprès de Denys, en 366. C'est en effet à Polyxène, probablement un mégarique, qu'Alexandre d'Aphrodisias (IIe-IIIe siècles) – d'après Phanias, disciple immédiat d'Aristote – attribue la paternité de l'argument.

ἀναφανήσεται, etc. le verbe ἀναφαίνω est employé dans les deux textes.

On retrouvera l'argument dans le *Timée*, 31 a : « ... un vivant tiers, enveloppant ces deux-là ».

Ces objections ont en commun de supposer que « l'Idée », je dirais la Forme, « est un objet qui fait nombre avec les objets empiriques. Dans ce cas, elle ne fait que redoubler et multiplier sans fin le monde empirique, tout en lui restant extérieure. Tel est le platonisme vulgaire, qui repose sur une interprétation littérale d'une certaine imagerie, fréquente dans les premiers dialogues. Il faut la corriger en montrant que l'Idée n'est pas objet, mais objectivante. Elle est ce par quoi les objets sont tels. » (J. Trouillard, « Le *Parménide* de Platon... », *op. cit.*, p. 86). Invitation à interpréter les Formes hors des schémas matériels, hors de la physique des solides. « Il ne faut pas, dit J. Wahl, appliquer aux Idées participées des catégories empruntées au monde des choses participantes (*Étude...*, *op. cit.*, p. 27) : espace, temps, division corporelle, compositions et divisions matérielles [13]. »

Problème IV 132 b c

εἴδη = νοήματα. Il s'agit de la Forme purement représentative, voire conceptuelle.

Nouvelle suggestion de Socrate : il y aurait peut-être une manière de concilier l'unité de l'Idée et la pluralité des objets participants ; les Formes seraient des noèmes (νοήματα), des pensées.

Au fond, on retrouve ici l'écho d'un vers du *Poème de Parménide* [14], où il est dit qu'on ne peut ni connaître

13. Voir P. Trotignon, *art. cit.*, p. 2.

14. Voir J.-P. Dumont, *Les Présocratiques*, La Pléiade, 1988, p. 258. Voir J. Beaufret, Parménide *: le poème*, PUF, 1996.

ni dire de ce qui n'est pas, car τὸ γὰρ αὐτὸ νοεῖν ἔστιν τε καὶ εἶναι[15] : c'est une seule et même chose d'être connu et d'être ». J. Burnet traduit : « Une seule et même chose peut être conçue et peut être ». J.-P. Dumont, de son côté : « Car même chose sont le penser et l'être » (*Les Présocratiques*, La Pléiade, 1988, p. 258). Si les Formes étaient des pensées, la Forme serait *une* dans la pensée, et *multiple* dans les objets.

Mais Parménide ne marche pas. Elle sera pensée de *quelque chose*, cette Forme. Il lui faudra un objet, et un objet réel, « à savoir (…) l'aspect unique par elle perçu dans une pluralité d'objets séparés. Cet unique aspect, c'est la Forme, et nous n'avons fait que reculer le problème. » (A. Diès, *Notice du* Parménide, p. 26). De plus, si l'on pose des Formes comme *pensées de Formes*, et si l'on déclare que toutes choses y participent, il faut dire – argument que J. Wahl reconnaît « un peu forcé » (*Histoire de la Philosophie*, *op. cit.*, p. 599) :

– *ou bien* que tout est fait de pensée et toutes choses pensent (puisque participant à des pensées de Forme) ;
– *ou bien* que tout est pensées, mais ne pense pas.

Or, le Platon de la coulisse tient à la Forme, fondement objectif de l'existence, et donc entend qu'on ne la réduise pas à un mode purement subjectif de la pensée.

Problème V[16] 132 c – 133 a εἴδη = παραδείγματα

Et si les Formes étaient fixées dans la nature (φύσει) ? Si elles étaient, en somme des exemplaires,

---

15. M. Sauvage traduit « Penser et être, c'est le même ». Cela me paraît anachronique dans la forme. Elle est consciente, pourtant du problème, quand elle dit : « Le penser gardien de l'être, ne peut chez Parménide avoir la dimension de la conscience. » (*Parménide ou la sagesse impossible*, Seghers, 1973).

16. Pour certains commentateurs, cela fait, avec le problème IV, une seule et même (et quatrième) objection.

dont les objets participants seraient des copies ou des images ? Du coup, objecte Parménide, l'objet-copie était semblable à son exemplaire, l'exemplaire se trouve semblable à son semblable (c'est le sophisme de la fausse réciproque)[17]. « Tous les deux participent donc à l'Idée de semblable, et puisque ces trois termes se ressemblent, et ainsi indéfiniment » (J. Trouillard, *art. cité*, p. 86-87). C'est de nouveau le coup du troisième homme ; on se perd à nouveau dans la multiplicité.

On peut noter avec Proclos (*Théologie platonicienne*, V, 159), l'opposition entre ἑστάναι ἐν τῇ φύσει (les formes subsistent) et γίγνεσθαι (pour les images, les copies que sont les choses : elles adviennent).

Les Formes ne sont plus seulement, comme dans le cas précédent, ἐν τῇ ψυχῇ, elles sont ἐν φύσει.

Socrate parlait de « difficultés ». — Attends, dit Parménide, jusqu'à présent c'était pour rigoler. Tu vas voir maintenant « l'immense difficulté ». C'est l'argument-massue, ce par quoi tu prétends fonder la connaissance, ô Socrate, telle que tu le présentes, on pourrait le montrer inconnaissable ! à moins, ajoute-t-il, d'être bien doué et très fort… (sous-entendu, la deuxième partie du dialogue lèvera la difficulté). En somme, si on te suivait, Socrate, on aboutirait à dire que les Formes sont vides.

D'abord, les Idées, qui ne sont ce qu'elles sont qu'en mutuelle relation, tirent seulement de cette relation leur être, leur essence ; elles ne la tirent pas, cette essence, par relation avec ce qui, chez nous, leur correspond. Autrement dit, les idées qui sont relatives entre elles n'existent que par cette commune connexion dans

17. Proclos a fait remarquer que de la copie à l'original il n'y a pas seulement relation de ressemblance, mais aussi de dérivation : « Le reflet de ma figure dans un miroir est semblable à ma figure, ma figure est semblable au reflet, mais n'en est pas une copie. » (J. Wahl, *Histoire de la Philosophie*, *op. cit*, p. 539).

leur ordre. « C'est, dit J. Trouillard, ce que démontre le *Soph.* » (*art. cit.*, p. 87). Exister comme Idée, c'est exister comme partie d'un système où tout se tient (le grand et le petit, la juste et l'injuste).

D'autre part, les choses qui nous entourent n'existent également que par leurs relations réciproques sur le plan empirique. Nous avons le sentiment que le monde fait un tout. « De sorte que les choses d'ici-bas n'auront aucun rapport avec les Idées dont pourtant elles reçoivent leur nom. » (J. Wahl, *Étude…*, *op. cit.*, p. 43). Bref, un gouffre se creuse entre notre ordre et l'ordre des Formes [18].

Un exemple ? L'esclave. Tel qu'il est dans le sensible, c'est au maître tel qu'il est dans le sensible qu'il est relatif. L'Idée de l'Esclave – l'Esclave intelligible – est l'esclave de la Forme de Maître, esclave du Maître intelligible. Donc, la science de chez nous est science de la vérité de chez nous, mais non la vérité-essence.

Ergo : « inconnaissable est pour nous et le beau et le bien et toutes les Formes en soi », dit Parménide (134 b). Et ce n'est pas le pire ! En effet, la science en soi est forcément l'apanage de Dieu… Mais comme chacun des deux ordres est refermé sur soi, ni Dieu ne connaîtra les choses de la terre, ni les gens de la terre les choses divines… Qui connaît les choses uniquement par les Idées en tant qu'éternelles ne peut pas participer au sensible ; qui a la science en soi y est confiné. « Ce Dieu qui revient à dire, selon M. Alexandre, que Dieu n'a pas de corps. Du point de vue de Dieu il n'y a pas de monde ; du point de vue de l'infini, pas de fini ; l'éternel ne peut pas penser le temps réel. » (*Lecture de Platon*, *op. cit.*, p. 309).

18. « Si l'Idée est transcendante, elle ne concerne pas mon expérience ; si elle fait partie de mon expérience, elle n'est pas Idée. L'essence hors de l'existence = 0. » (M. Alexandre, *Lecture de Platon*, *op. cit.*, p. 309).

On trouve une mise au point sur la vraie position de Platon dans J. Trouillard (« Le *Parménide* de Platon… », *op. cit.*, p. 87). Cet auteur approfondit ailleurs son point de vue : « Le monde intelligible a d'abord été pour Platon une transposition des mythes de l'âge d'or dans le registre de l'intériorité et de l'éternité. Mais plus il chante ce paradis perdu, plus il en éprouve la relativité » (J. Trouillard, *L'Un et l'Âme selon Proclos*, Les Belles Lettres, 1972, p. 17).

Parm. 135 a - 137 b

135 a b Telle sont les difficultés qui surgissent dès lors que l'on donne aux Formes une existence en soi ; dès lors que l'on s'avise de les poser toutes comme autant d'existences en soi. On arrive à des apories (ἀπορεῖν) : difficultés inévitables, mais insurmontables en apparence seulement. Comme le dit très bien M. Alexandre, « Socrate doit comprendre que la doctrine des Idées n'est pas une solution, mais un problème. » (*Lecture de Platon*, *op. cit.*, p. 310)

Faut-il alors renoncer aux Idées ? Réponse de Parménide :

135 b c Si l'on renonce aux Idées pour économiser ces difficultés, on ne sait plus où se tourner ! On dissoudra entièrement la puissance de la dialectique [19]. Socrate, le jeune Socrate, avait donc raison. Seulement, les forces lui ont manqué, faute d'entraînement. Bref, Socrate le

---

19. Cela veut dire quoi, le διαλέγεσθαι en question ? C'est la possibilité même de philosopher. « … Ce mot même de διαλέγεσθαι nous fait voir que, si les Idées doivent être nettement séparées, il doit leur être possible néanmoins de se mêler. La conversation philosophique, image de la communion des Idées, le passage des Idées les unes dans les autres, ne peut avoir lieu que si les Idées sont séparées de telle façon qu'elles puissent s'unir. » (J. Wahl, *Étude…*, *op. cit.*, p. 47).

jeune sort vaincu par le Parménide du dialogue, mais la thèse, elle, n'est pas réfutée pour autant…

135 d Il faut donc faire des *exercices* – et je pense, comme J. Trouillard, que, selon Platon, « il n'y aura jamais sur le sujet d'exposé suffisant » on ne fera qu'approcher, indéfiniment, de la bonne solution.

J'attire l'attention sur l'expression « ces exercices qui ont l'air d'être inutiles, ἀχρήστου εἶναι. » C'est bien l'impression – la première – qu'on en a, et Platon sait d'avance qu'il en sera ainsi. Exercices d'assouplissement ? Admettons ; mais qui « allument l'intuition » (J. Trouillard) et qui ont un objet : voir le πραγματειώδη de 137 b ; nous allons y revenir.

135 d e En quoi consiste cette démarche ? À faire comme Zénon, mais en allant plus loin, en allant plus haut. Bref, à utiliser la dialectique de Zénon, mais revue et corrigée. En quel sens ?

Remarquons que Platon, dans la coulisse, enfonce Zénon, et le fait enfoncer par son maître Parménide. On s'en souvient, Parménide n'était même pas là pendant que Zénon lisait son texte. Mais il est là, *maintenant*, Parménide, pour encenser Socrate. Pourquoi ? Parce qu'il a bien vu une chose, ce jeune homme, c'est que la théorie des Idées est lourde de difficultés ; il faut rejeter la conception simpliste de deux systèmes de réactions parallèles et incommunicables (A. Diès, *Autour de Platon*, *op. cit.*, p. 569).

136 b Alors, on transpose la dialectique zénonienne. On la transpose du visible dans l'invisible. Et on l'élargit jusqu'à l'appliquer à l'*être* et au *non-être*, puisqu'on va développer en chaque cas l'hypothèse contradictoire. Et ainsi, tout au long, on va vérifier chaque thèse par ses conséquences.

136 d C'est finalement Parménide qui s'y colle, pas Zénon (autre façon de montrer que Zénon est incapable de voler si haut). Tout le monde le supplie en chœur, et Parménide finit par accepter la direction de cette « séance de travaux pratiques », comme dit M. Sauvage. Remarquez le πραγματειώδη παιδὶαν παίζειν ; A. Diès traduit « jouer ce jeu laborieux », et J. Moreau : « de la dissertation nous allons jouer le jeu [20] ».

De fait, cela peut se concevoir. Mais remarquez l'idée de *tâche déplaisante* qu'a parfois πρᾶγμα ; de même l'idée de *travail intellectuel* que prend parfois πραγματεία.

Pourtant, il me semble que le commentaire de Proclos ne doit pas être négligé, puisqu'il exclut que ce jeu soit ἄψυχον, sans âme, et κενὴν τῶν πραγμάτων (*Commentarium in Parmenidem Platonis*, VI, 1052, 1). Il suggère donc que nous entendions le πραγματειώδη de 137 b comme « lourd de réalité » (comme traduit J. Trouillard [21]). Ce ne serait donc pas une simple gymnastique logique. Il ne fait pas de doute que, pour Proclos, ce jeu se déroule simultanément sur les trois plans de l'âme : « λογικός, νοερός, ἐνθεαστικός » « discursif, intuitif, inspiré » (*In Parmenidem*, VI, 1072, 16), qui correspondraient aux deux segments supérieurs de la ligne, plus un au-delà des segments de l'Un-Bien (voir J. Trouillard, « Le *Parménide* de Platon… », *op. cit.*, p. 89).

***

---

20. Et il reprend ce point de vue dans J. Moreau, *Le Sens du Platonisme*, Les Belles Lettres, 1967 : il s'agirait d'un jeu et d'exercice.

21. *L'Un et l'Âme selon Proclos*, *op. cit.*, p. 134.

Nous avons examiné la première partie du *Parm.* où un dialogue entre Parménide et le jeune Socrate fait apparaître les difficultés que soulève la théorie des Idées. Une chose est clairement acquise : le *Parm.* a clairement rejeté la conception simpliste de deux systèmes de relations parallèles et incommunicables. « L'immanence de l'intelligible, dit Diès, n'est point une présence locale, matérielle, divisée… » (A. Diès, *Autour de Platon*, *op. cit.*, p. 569).

LES HYPOTHÈSES

Parm. 137 c – 142 a

La 1re hypothèse, Si l'Un (est) Un : εἰ ἕν ἐστιν (137 c)[22]

137 c-142 a

C'est décidé, c'est Parménide qui s'y colle. Le grand jeu commence, ou la séance de travaux dirigés. Et donc, l'Un étant posé en tant que tel, qu'en est-il de son essence ?

137 c L'accent porte sur l'*unité* de l'Un. C'est cela et cela seul que l'on peut considérer pour le moment. Ce qui conduit à l'évocation d'un *indivisible* et *intotalisable*. Je dirai que son unité même le pose au-delà de toute espèce de tout, et qu'elle l'excuse de faire partie de rien. Nous voilà d'emblée « au-delà ». Nous sommes dès le départ dans la transcendance pure.

---

22. Sur les racines historiques de cet Un-là, l'Un de la 1re hypothèse, allez voir J. Wahl, *Étude…*, *op. cit.*, p. 75-78, où il montre que l'Un en question est moins celui du Parménide du *Poème* que celui de Mélissos, son disciple, revu et corrigé selon les mégariques, qui rejettent le témoignage des sens, n'acceptant que le critère de la raison. L'être est un ; l'autre n'est pas.

137 d Cette absoluité même de l'Un dans l'unité pure congédie la notion de restriction spatiale et temporelle, autrement dit de *limite* (πέρας).

L'Un (est) ἄπειρον

137 e Il est sans *figure* ; il n'est donc pas – entre autres – sphérique. On remarquera que le Parménide du discours « remet à son rang le mythe de l'Un conçu comme une sphère » (M. Alexandre, *Lecture de Platon*, *op. cit*, p. 314). On a évoqué une sphère de Parménide, mais aussi celle d'Empédocle...

138 a b Il échappe de même à toute « possession intégrale » par quelque autre – et il échappe à sa propre possession par soi-même, à sa propre « intériorisation » – qui sur le champ le doublerait, l'anéantissant par le fait même.

138 b c Négation de tout mouvement, de tout changement. Où, vers quoi irait-il ? L'unité de l'Un le fait échapper à la fatale incomplétude de ce qui est une partie de quelque multiplicité.

138 d « Advenir » : c'est le problème que pose tout *passage*. Cela évoque Zénon, mais cela fait déjà penser à Aristote : de la puissance à l'acte.

139 a Comme on a congédié la représentation d'une possible mobilité de l'Un, on congédie la représentation d'une possible *immobilité*, qui ne veut rien dire.

139 a b Bref, inadéquation absolue de la problématique de la motricité et de l'immobilité. L'Un n'est pas concerné par ces catégories spatio-temporelles.

139 b c De même les catégories d'*identité* et de *différence* : à les appliquer, elles aussi, on voit poindre aussitôt le même dédoublement, donc d'évanouissement de l'Un en tant qu'Un.

139 d e Même l'identité avec soi est niée de l'Un, car elle supposerait un *soi* avec quoi il se mettrait aussitôt à faire nombre. L'identité suppose deux termes. L'Un absolu n'est pas l'unité arithmétique.

139 b-140 b De même, pas question de ressemblance ou de dissemblance, notions incluant une dualité : un rien le dédouble, donc le fait s'évanouir comme Un.

140 b d Ni égal, ni inégal, et pour les mêmes raisons. Ce serait introduire des *comparaisons*, donc de la multiplicité.

140 e-141 d Voici la question du *temps*. L'Un ne comporte ni jeunesse ni vieillesse, ni égalité d'âge : ce serait le relativiser, donc le dédoubler.

Être dans le temps, c'est devenir plus vieux, *plus vieux que*. Que *quoi* ? Au lieu de répondre tout de suite : que *soi*, ce qui implique une absolutisation de soi à travers le temps qui passe (absolutisation qui serait forcément relative à un moment donné, fixe). Mieux vaut préciser : plus vieux qu'un certain état de soi regardé comme précédent, *comme antérieur*.

Je puis donc dire qu'en vieillissant, je deviens plus jeune que celui que je risque d'être si je vieillis encore plus. Cela postule seulement un terme ultérieur dans le vieillissement [23]. Seulement, l'absolutisation de soi est ici un sophisme.

Bref, dès lors qu'on est dans *le temps*, on est forcément *relatif*, fût-ce à un certain état de soi-même, dans le passé ou dans l'avenir. Sa pure unité excusant l'Un, par hypothèse, de cette relativité, l'Un est hors du temps.

23. « Vieux et jeune, c'est même chose, dès qu'on se saisit temporel. Un enfant n'a pas de souvenir d'enfance ! On ne devient enfant qu'en étant vieux, avoir 60 ans, c'est devenir maintenant plus jeune (…). C'est la notion d'histoire : un peuple ou un homme n'a de jeunesse que pour autant qu'il n'est plus jeune. On ne devient plus vieux que si, par le même acte, on devient plus jeune. » (M. Alexandre, *Lecture de Platon*, *op. cit.*, p. 315).

141 d-142 a Le fait que l'Un ne saurait *devenir* l'exclut de l'être, qui fatalement *dure*, donc de l'être tout court, puisque durer, c'est être.

141 e L'Un n'est pas. Il ne peut même pas être lui-même. Il n'*est* pas un.

142 a L'Un n'a pas de nom. Selon Damascios, cet ineffable est le symbole pythagoricien de la négation de tout nom. (Voir J. Trouillard, « La notion de δύναμις chez Damascios », *Revue des Études grecques*, LXXXV, juillet-décembre 1972, p. 355 ; J. Combès, *Le Commentaire de Damascios sur le* Parm., Les Belles Lettres, 2003.) Pas de nom, de définition, de science, de sensation, ni d'opinion ; en somme, rien de la ligne de *Rép*. Donc il est *néant*.

Conséquence : l'Un n'est ni une substance, ni une Idée à proprement parler.

Conclusion : cela ne peut aller. On aboutit à un renversement : si l'Un (est) un, l'Un n'(est pas) un, et n'est même pas du tout. Nous avions dit que l'Un était susceptible, qu'un rien le faisait s'évanouir ; nous voyons que le simple fait de le poser comme unité le relativise et le jette dans la pluralité. Et donc retenons que « si l'Un est dans le sens plein du mot un, il n'est pas complètement réel. » (J. Wahl, *Étude…*, *op. cit.*, p. 86). Ailleurs J. Wahl dit : « Le résultat de la première hypothèse, c'est que ἕν ne participe pas à l'οὐσία » (p. 130).

Ce que J. Moreau dit est très clair, comme résumé du *sens* : « Si l'Un est, absolument, qu'en résulte-t-il pour lui-même tant dans ses rapports avec soi qu'avec les autres choses ? – Sous quelque relation qu'on le considère, quelque catégorie ou attribut qu'on lui veuille appliquer, des deux termes de la contradictoire, il ne peut recevoir aucun (1re Hypothèse). » (*Le Sens du platonisme*, Les Belles Lettres, 1967, p. 307).

Très bonne formulation chez J. Rolland de Renéville : « Si l'Un est véritablement un, c'est à la condition de n'être que lui-même, de n'être qu'un, ce qui exclut tout le reste, à commencer par le plusieurs, lequel à son tour entraîne dans l'inclusion qui le frappe, le tout et les parties, le commencement et la fin, la limitation, la figure, le lieu, l'existence en soi et en autre chose, le repos, le mouvement, le même et l'autre, le semblable et le dissemblable, l'égal et l'inégal, le plus vieux et le plus jeune, le passé et le futur aussi bien que le présent. Bref, n'admettant aucune de ces « participations à l'être » (141 e), il doit être déclaré privé d'être et par là même, jusque dans cette qualité d'Un qui faisait sa définition, puisque ce qui n'est pas ne peut être quoi que ce soit, et donc en particulier ne peut pas plus être *un* que quoi que ce soit d'autre. Bref, il ne reste finalement de lui aucun nom, ni définition, ni science, ni sensation, ni opinion (142 a). » (*L'Un multiple et l'attribution chez Platon et les Sophistes*, Vrin, 1962, p. 139)[24].

Bref, tout comme la pure diversité, l'Un pur est impensable. En effet, le domaine de la pensée, c'est *l'un-multiple*, le nombre, et son exercice fondamental est la lutte de l'un contre le multiple ; « Privée de cette résistance, la pensée s'évanouit », écrit J. Trouillard. Autrement dit, on ne pense que des relations. Excellente expression, encore, de J. Trouillard dans le même article : il s'agit d'une « purification rationnelle (de la dialectique) destinée à délivrer un foyer mystique. » (p. 94).

---

24. Les notions ici écartées ont une certaine parenté avec les genres premiers du *Soph.* 254 d-255 b, et avec les catégories pythagoriciennes du *Phil.* 23 c-27 c.

Voir K. Schilling, *Platon : Einführung in seiner Philosophie*, Wurzach, 1948, S. 225.

Parm. 142 b-155 e

La 2e hypothèse, Si l'Un est : ἕν εἰ ἔστιν (142 b)

La 1re hypothèse posait εἰ ἕν ἐστιν (137 c)

La 2e hypothèse pose ἕν εἰ ἔστιν (142 b)

L'unité n'est plus un prédicat, elle est sujet d'un jugement d'existence ; on ne dit plus que la réalité est unité, mais que l'unité est réelle.

Si la 2e hypothèse est si longue, si elle est la plus importante en surface, c'est qu'une fois l'être introduit dans l'Un, on n'a jamais fini de *dire* la multiplicité de l'être et l'être du multiple. Après le silence de la 1re hypothèse, et la nuit de l'esprit, voici le champ de l'être un. C'est le domaine à la fois de l'être et de la pensée.

La 2e hypothèse, comme dit J. Wahl, « c'est le chaos » ; cela n'est que « dans la 4e hypothèse que nous comprendrons que c'est de ce chaos qu'il faut partir pour aller vers une nouvelle conception de l'Un. » (*Histoire de la Philosophie*, *op. cit.*, p. 545).

Ainsi on retourne au point de départ, à savoir l'Un, mais à nouveaux frais, dans une nouvelle perspective. *Da capo*. Mais sans oublier la 1re hypothèse, ce qui est à noter. On met l'accent ici, non plus sur l'unité de l'Un, mais sur son être. Donc :

142 b-143 a sur sa participation à l'être. Nous voici donc dans *l'Un qui est* (ἕν ὄν). C'est l'Un *hypostasié*, et qui reçoit toutes les caractéristiques ontologiques qu'il repoussait dans la 1re hypothèse. L'unité est réelle.

Conséquences : l'Un comporte des parties ; à commencer par l'Un et l'Être. Le dédoublement s'est réalisé. C'est Un-qui-est est un tout qui comporte des parties. À partir de là, le dédoublement suit son cours : réaction en chaîne. L'Un-qui-est sera une pluralité indéfinie plutôt qu'infinie.

143 a-144 a On assiste à la naissance des nombres, « à une genèse pythagoricienne des nombres » J. Wahl. Note éclairante de la Pléiade (Platon, *Œuvres complètes*, t. II, p. 1440, n. 52) : « Dans *l'Un qui est*, la distinction de l'*Un* et du *qui est* fait apparaître une première dualité ; et leur liaison, maintenue dans chacun des termes de cette dualité, rend possible un *dédoublement* à l'infini, d'où résulte une pluralité infinie de parties. Mais cette même liaison va obliger la pluralité infinie de l'Être à *se doubler* d'une pluralité infinie de l'Un, engendrant ainsi la série infinie des nombres. L'Être de la seconde hypothèse se montre de la sorte adéquat au nombre, aux déterminations mathématiques. »[25].

Conséquences : « Si l'Un participe à l'Être, le nombre participera à l'Être aussi. » (J. Wahl, *Étude…*, *op. cit.*, p. 137). Engendrement, donc, de l'unité mathématique.

144 b c « À toute et à chacune donc des parties de l'Être s'ajoute l'Un, et il ne fait défaut à aucune partie… » (144 c). On constate une adaptation de l'Un à chacune des parties de l'Être : aucune ne sera laissée de côté. Mais du coup, voilà l'Un morcelé, nécessairement multiplié.

144 e Il faut noter l'opposition entre ὄν ἕν (l'Un qui est) et αὐτὸ τὸ ἕν (l'Un en soi). Eh bien, ce n'est pas seulement l'*Un-qui-est* qui est multiple, c'est aussi indissolublement l'*Un en soi* qui l'est.

145 a b Suite des conséquences : l'Un, étant, enveloppe la totalité des parties qu'il inclut ; cet enveloppement même constitue un πέρας (une limite). Donc il sera un et multiple, tout et parties, fini et indéfini. Il aura des extrémités. Il commencera et finira. Il aura un milieu.

---

25. Voir l'admirable expression de M. Alexandre : « L'Être se morcelle en êtres, l'Un se morcelle en uns. » (*Lecture de Platon*, *op. cit.*, p. 318). On notera que, pour les pythagoriciens, ἄπειρον et « dyade », c'est la même chose : pas de limite, en effet, à la prolifération des plusieurs dès que l'Un n'est plus seul.

145 b e Il aura une figure. De ce fait, il sera « en lui-même » et « en autre chose que lui-même » (je préfère traduire ainsi pour éviter « en soi »).

Détaillons le raisonnement : les parties en leur totalité sont enveloppées par le tout ; mais les parties en leur totalité constituent l'Un ; donc l'Un est équivalent au tout. Si, par conséquent,
– la totalité des parties est dans le tout ;
– l'Un est équivalent au tout
C'est comme si l'on disait – et on ne peut que le dire – que l'Un est enveloppé par l'Un.

De même, sera-t-il un autre que soi nécessairement sous peine de retomber dans la première hypothèse selon laquelle il ne serait nulle part. Nous suivons ici une dynamique résolument différente de la 1re hypothèse : n'être pas en soi, cela ne nous oriente plus vers un néant, mais vers une altérité ; être dans un autre. Il faut tenir les deux conséquences à la fois.

On remarquera avec J. Wahl ce qui est dénoncé ici : « toujours cet effort pour exprimer les choses en termes purement spatiaux, ou plutôt cette absence d'un effort qui arriverait à nous les faire exprimer en termes autres que ceux de l'espace. » (J. Wahl, *op. cit.*, p. 142-143).

146 a S'il est (enfermé) dans soi, il n'en bouge pas : *immobilité.* Si d'autre part il est dans quelque autre, ce ne sera jamais dans le même « autre » : *mobilité.* L'Un sera à la fois éternellement immobile et mobile.

146 d e Ici intervient le temps. Χρόνος, ici *durée*, s'oppose à καιρός (l'instant favorable). C'est le temps tout entier dans son ensemble. Je ne suis pas d'accord avec la traduction de La Pléiade : « il n'en est point parmi les êtres en qui puisse, un seul instant, résider le différent », car « instant » évoque ici, et c'est trop tôt, ἐξαίφνης. Je ne suivrais pas davantage A. Diès qui traduit : « il n'y a aucun être en qui le différent puisse être pour une durée quelconque ». Je proposerais : « il n'en est aucun parmi les êtres en qui puisse résider le différent, pour une durée si petite soit-elle ». L'idée est que l'on n'a jamais aucune *durée* où l'on pourrait assister à la coïncidence du même et de l'autre, du semblable et du différent. (On sent que Platon, ici, bloque les positions en faisant attendre les solutions).

147-148 d De même pour le semblable et le dissemblable. Il y aura sans doute ici un « entrecroisement de déductions sophistiques », comme l'indique A. Diès. Voir aussi J. Wahl, *op. cit.*, p. 149.

148 d-149 c Il s'agit maintenant du contact et du non-contact de l'Un avec soi et avec les autres. Ou, comme le sous-titre de La Pléiade : « Contigu et non contigu » (p. 226). On remarquera que l'idée d'être, ici, suppose l'inclusion, qu'elle « signifie l'idée d'*être dans*, et que celle-ci est prise dans son sens matériel, et qu'il faut se représenter l'Un soit comme la sphère éléatique, soit comme une sorte d'atome leucippien qui serait le centre de chaque chose » (J. Wahl, *op. cit.*, p. 150-151). Cela pour la thèse positive[26].

Mais il y a une thèse négative, celle du non-contact. En effet, contact implique continuité numérique, continuité dans une série spatiale, ce qui est incompatible avec l'idée d'unité. Ne pouvant être nombrées, les autres choses n'existent point.

Nous assistons à une autodestruction du pythagorisme. Voir une remarque profonde de J. Wahl, *op. cit.*, p. 151-152 : ce passage est certainement ce qui a été écrit de meilleur sur cette page du *Parm.*

---

26. « La continuité comme telle est, pour Platon, logiquement inconcevable. » Voir les arguments de Zénon contre l'existence du mouvement (K. Schilling, *Platon : Einführung*..., *op. cit.*, p. 231).

149 d-151 a Il est : égal et inégal. On remarquera en 150 a *et sq.*, que Parménide applique à l'Un le raisonnement qu'il avait appliqué à la Forme lors de l'objection que nous avons appelée : problème II (131 a-132 c). Comparons spécialement, comme nous y invite A. Diès, 150 d c et 133 d e. Voir aussi J. Wahl, *op. cit.*, p. 153-154.

Au point où l'on est ici, on voit clairement la critique que Platon fait opérer par Parménide touchant l'*attribution* telle qu'elle vient de l'extérieur, telle qu'elle *ne* peut venir *que* de l'extérieur, si l'on admet des substances, des Formes *séparées*. « Si on admet des οὐσία séparées, l'Un ne peut devenir plus grand que par participation à une οὐσία autre que lui, c'est-à-dire de façon contingente. » (J. Wahl, *Étude…*, *op. cit.*, p. 155-156).

Tout cela ne reprendra valeur *que* par-delà cette critique des conceptions purement matérielles, ou alors purement logiques.

151 e-155 c Et maintenant le temps. Participant de l'Être, l'Un-être, l'Un-substance participe au temps. Exactement comme l'Un-un était exclu de l'être dès lors qu'il l'était du temps (141 e).

L'important est le νῦν, le présent, qui est « à la fois signe de la marche du temps et son arrêt. » (J. Wahl, *Étude…*, *op. cit.*, p. 158).

Participer à l'Être, comme l'hypothèse le veut, c'est participer au temps, et au temps qui passe. C'est devenir plus vieux que soi ; ou en d'autres termes, on peut dire qu'un être qui devient plus vieux que soi comporte une partie de soi qui devient plus jeune que soi. Et Proclos déclare : « Ce qui devient "ayant dix ans" devient plus vieux que "ce qui a neuf ans" ; mais ce qui a neuf ans, dans lequel ceci devient, devient plus jeune que lui-même » (*Comment.*, *in Parmenidem*, 234, 238). Or c'est dans le présent, νῦν, que cela apparemment se produit.

Mais en fait, *rien* ne se produit dans le présent, puisque dans le νῦν les choses ne *deviennent* pas mais *sont*.

153 b et sq. L'essentiel est de bien voir là-dedans les difficultés qui naissent de l'adoption des positions zénoniennes. De bien voir aussi que « les paradoxes sur le vieillissement et le rajeunissement doivent être liés aux exercices sophistiques sur le thème héraclitéen de la jeunesse qui se transforme en vieillesse (...) en même temps qu'à certaines spéculations mathématiques. » (J. Wahl, *Étude...*, *op. cit.*, Appendice, p. 264. 265)[27].

155 d e Engagé dans le temps, l'Un-qui-est participe à toutes les déterminations du temps. Il fut, est, sera, devint, devient, deviendra. On pourra donc avoir de lui ἐπιστήμη et δόξα, et αἴσθησις, donc ὄνομα et λόγος.

En résumé, si l'Un est comme οὔσια, qu'en résulte-t-il pour lui-même, tant dans ses rapports avec soi qu'avec les autres choses ? J. Moreau répond : « On s'apercevra que dans les mêmes conditions, il peut recevoir pour attributs aussi bien l'un que l'autre des deux termes de la contradiction. » (*Le Sens du Platonisme*, *op. cit.*, p. 30).

On notera que ce monde contradictoire de la 2e hypothèse sera repris dans l'Intelligible néoplatonicien, qui est entièrement fait de contradictions, qui ont besoin d'être unifiées par l'hypostase supérieure.

---

27. Rappelons ici les thèmes héraclitéens :

« Même chose en nous, être vivant ou être mort, être éveillé ou être endormi, être jeune ou être vieux, car ceux-ci se changent en ceux-là, et ceux-là de nouveau se changent en ceux-ci. » (DK 88)

Rapprocher peut-être (et surtout à propos de la 3e hypothèse) : « Car on ne peut entrer deux fois dans le même fleuve. Il n'est pas possible de toucher deux fois une substance mortelle dans le même état. Mais à cause de la vigueur et de la vitesse de changement, elle se disperse et se rassemble de nouveau (ou plutôt, ce n'est pas à nouveau ni ensuite, mais en même temps qu'elle se constitue et disparaît. » (DK 91) (Trad. J.-P. Dumont, *Les Présocratiques*, *op. cit.*, p. 166-167).

Parm. 155 e-157 b

La 3ᵉ hypothèse, Si l'Un est et n'est pas

Da capo. On récupère ici le résultat des deux précédents examens, à savoir que l'Un est à la fois :

un et multiple (2ᵉ hypothèse) ;

ni un ni multiple (1ʳᵉ hypothèse) ;

et, avec cela, participant au temps (2ᵉ hypothèse).

Le problème se pose de sa participation ou de sa non-participation à l'Être, *sous l'angle de sa participation au temps*, ce qui lie cette 3ᵉ hypothèse à la précédente[28]. Il y a comme un effet pour concilier l'une et l'autre[29].

L'Un est et n'est pas ; il change dans l'instantané.

156 b N'y a-t-il pas ici des réminiscences héraclitéennes ? Héraclite, frag. 77 : « Notre vie naît de leur mort, et leur vie naît de notre mort ». (Trad. différente chez J.-P. Dumont, *Les Présocratiques*, *op. cit.*, p. 164).

Frag. 76 : « ... La mort de la terre engendre l'eau, la mort de l'eau engendre l'air, et celle de l'air le feu, et inversement » (*Les Présocratiques*, *op. cit.*, p. 163).

156 d τὸ ἐξαίφνης, « l'instantané ». Voilà l'étrange éclair, de l'ordre de l'insituable, ἄτοπος, du « sans place », comme dit J. Wahl (*Étude...*, *op. cit.*, p. 167), « un point sans épaisseur », comme dit J. Trouillard.

Notion assez fréquente chez Platon :

Banq. 210 e ; *Rép.* VII, 515 d, 516 e ;

Lettre VII, 341 d ;

---

28. C'est ce que fait observer J. Wahl (*Étude...*, *op. cit.*, p. 349). Ailleurs il dit que « cette 3ᵉ hypothèse est comme un écho de la 1ʳᵉ, une transposition de la 1ʳᵉ dans le temps » (*Histoire de la Philosophie*, *op. cit*, p. 550).

29. Pour L. Brisson, « le passage qui s'ouvre ici peut être considéré comme un corollaire de la deuxième hypothèse et non comme une troisième hypothèse (*Platon, Œuvres complètes*, trad. nouv., Flammarion, 2008, p. 1152, n.).

Compléter grâce à E. des Places, *Platon : Lexique*, Les Belles Lettres, 1964, I, p. 184.

J'opposerais ici l'ἐξαίφνης et le νῦν de la 2e hypothèse (152 b). Plutôt que de traduire ἐξαίφνης par « instant », mieux vaut utiliser le terme d'« instantané », et garder pour νῦν le terme d'« instant fluent » [30].

L'ἐξαίφνης est le foyer, le principe et la fin de chacun des νῦν où l'Un est. « En ce foyer, il n'est plus ce qu'il a été, mais il n'est pas encore ce qu'il sera. » (J. Trouillard, « Le *Parménide* de Platon… », *op. cit.*, p. 98).

Ce non-être n'est pas un néant, lui qui n'est ni mouvement, ni repos, qui est entre être et non-être, entre le devenir et la disparition. » (J. Wahl, *op. cit*, p. 170).

On remarquera, avec J. Trouillard, qu'il s'agit, selon Damascios, du point central de la dialectique du *Parm.* Seulement, on ne le verra qu'une fois examinées les deux dernières hypothèses positives, la 4e et la 5e. En effet ici, « nous récapitulons les deux premières hypothèses, et à l'avance les deux dernières positives dans l'unité d'une contradiction. » (J. Trouillard, « Le *Parménide* de Platon… », *op. cit.*, p. 97). Les néoplatoniciens verront dans cet entre-deux la troisième de leurs hypostases, l'Âme, exigeant les opposés, le divisé et l'indivisible, le temporel et l'intemporel, l'affirmation et la négation ; l'Âme, entrelacement des extrêmes, unité enfermant ces contradictoires.

Comment comprendre cela ? Dans ce troisième Un, les néoplatoniciens ont vu la contradiction à son plus haut point, puisque l'Un apparaît à la fois comme tout et comme rien, et tout autant comme ni tout ni rien. Cela

30. « L'instant (τὸ νῦν) est une parcelle fluente du temps, alors que l'instantané (τὸ ἐξαίφνης) est le principe intemporel du temps (J. Trouillard, *Revue de Théologie et de Philosophie*, 1972, I, p. 12).

même impliquait un champ d'action pour la contradiction ainsi révélée. Une contradiction ne peut exister que dans une raison discursive ou successive. Car la succession distingue et relie, unit et oppose des incompatibles, et ainsi les établit dans leur incompatibilité. Ce qui implique un centre dominateur non successif, mais en quoi il est impossible de s'enfermer.

C'est pourquoi les néoplatoniciens voient dans ce troisième Un l'Âme raisonnable en tant que soumise à la mobilité du discours, elle est une dialectique vivante. (voir J. Trouillard, « Le *Parménide* de Platon… », *op. cit.*, p. 98). Il y a « dans l'Âme un point neutre (τὸ ἐξαίφνης) qui assure à la fois l'unité et la distinction nécessaires à la succession des états opposés, et qui est pour ainsi dire le foyer de leur conflit. » (J. Trouillard, « La notion de δύναμις chez Damascios », *Revue des Études grecques*, juillet-décembre 1972, p. 360).

Parm. 157 b-159 b

La 4e hypothèse, Si l'Un est (dans le sens de la 2e), qu'en est-il des autres ?

On revient ainsi à la 2e hypothèse, de l'Un-qui-est. « Les hypothèses s'amassent, mais ne se détruisent pas ; » (J. Wahl, *Étude…*, *op. cit.*, p. 172). L'existence de cet Un-être entraîne des conséquences quant aux autres que l'Un : conséquences positives, conséquences négatives. La présente hypothèse traite *des positives*.

157 b-158 b Si l'un est, il en résulte que les autres choses constituent les parties d'un tout organique. On oppose ici (en 157 c) πολλῶν et ὅλου, multiplicité, pluralité, celle d'un tas par exemple, et tout, totalité organique, où les parties se tiennent. Or, être une totalité organique, c'est avoir une unité, c'est participer de l'Un. « Le fait qu'elles ont des parties (les autres choses) les distingue de l'Un au premier abord, mais les rapproche ensuite ; il les distingue (ce fait) d'un *Un absolu*, il les rapproche d'un *Un relatif* » (J. Wahl, *op. cit.*, p. 173).

Certains ont vu – justement, semble-t-il – l'éléatisme et le pythagorisme se rejoignant ici. La 2e hypothèse se débarrasse de ses contradictions : en elle, nous avons vu que les choses pouvaient chacune être une partie d'elle-même ; à présent leur statut devient sans contradiction, dès lors que c'est d'un tout d'une autre nature (ἰδέα) qu'elles sont les parties. D'un tout qui n'est plus pris au sens matériel, mais comme une ἰδέα (157 e).

157 d e Relisons le texte : « Ce n'est donc pas de la pluralité, que la partie est partie, mais d'une réalité idéale et une, d'un objet un, que nous appelons "tout" ; c'est à partir de la totalité multiple entière que son unité parfaite est réalisée ; voilà de quoi la partie peut être une partie. »

Le tout n'appartient plus, ici, au même genre que les parties. Du coup, la participation est éclairée, qui faisait difficulté dans la première partie du dialogue : « L'autre que l'Un est un autre Un, aussi complet que l'Un en un sens. Cet autre, c'est chaque Idée considérée en elle-même, et considérée en même temps comme participant à l'Un. » (J. Wahl, *Étude…*, *op. cit.*, p. 117).

158 b d τοῦ ἑνὸς μυρίου καὶ […] τοῦ ἑνὸς ὅλου. Les autres que l'Un sont les parties d'un tout (nous avons vu sa nature) organique. Ici on les voit, illimitées dans leur essence, recevoir une limite réciproque.

Bref, il y a une action de l'Un sur les autres choses, qui les fait apparaître comme unités. Apparition d'une sorte de *matière* (c'est là que les néoplatoniciens situeront le monde animal) ; une matière *indéfinie* qui reçoit de l'Idée, de la Forme, sa *limite*.

On trouve ici une récupération de l'héritage ancien. Voir *Phil.*, 16 c : « ce dont, chaque fois, on dit qu'il existe, se compose d'un et de plusieurs, et, d'autre part, possède en soi, lié à sa propre nature, limite et illimitation[31]. »

158 e-159 b Ressemblance et dissemblance s'appliquent maintenant sans contradiction, dès lors que ce n'est pas du même point de vue qu'elles apparaissent semblables et dissemblables. Observons ces formules de 158 e : « en tant qu'illimitées de par leur propre nature » ; « toutes ensemble ont part à la limite ».

Ainsi le réel se laisse penser ; il devient rationnel. « L'Un est une Idée… L'Idée est une unité. » (J. Wahl, *op. cit.*, p. 179). Nous touchons au vrai platonisme, et concevons que le monde soit un et multiple.

Ce qui fait dire à J. Wahl que la 4e hypothèse marque un tournant dans le platonisme (*Étude…*, *op. cit.*, p. 256 *et sq.*) ; un point culminant selon D. Mahnke (*Die Platonische Ideenlehre in ihrer Motiven*, Munich, 1912).

Parm. 159 b-160 b

La 5e hypothèse, Si l'Un (est) Un, que ne seront pas les autres ? ou

que seront négativement les autres ? (A. Diès) « L'Un est, absolument ; les autres choses n'en sont point des parties, ne sont ni Un, ni plusieurs. » (La Pléiade, I, p. 24).

159 b d On revient ici à la 1re hypothèse absolue, l'Un (est) Un. Dès lors, il n'est pas de totalité sans laquelle seraient englobés à la fois l'Un et les autres. C'est l'idée de séparation : χωρίς (à part) est employé quatre fois entre 159 b et 159 c.

---

31. On remarquera qu'Aristote attribue au couple πέρας-ἄπειρον une origine pythagoricienne. Voir *Métaphysique*, A 5, 986 a 22.

Dépourvu de ses parties, l'Un sera dans les autres ni comme tout, ni par parties. Il n'y a donc pas de μεθέξις (participation).

Les autres choses, dans ces conditions, ne seront ni unes, ni plusieurs, dès lors que la destruction de l'idée d'unité entraîne celle de l'idée de pluralité.

La pluralité implique encore Un. Voir J. Wahl, *Étude…*, *op. cit.*, p. 181.

159 e-160 b On ne peut donc leur appliquer aucun attribut, J. Wahl, *ibid.*

Tout cela a en fait une signification sceptique. Le passage s'achève ainsi : « Ainsi donc, si l'Un est, c'est toutes choses qu'est l'Un, et il n'est pas même un, tant à l'égard de lui-même qu'à l'égard des autres choses tout aussi bien. » On remarquera que cette dernière phrase conclut les 2e et 1re hypothèses – à quoi correspondent, il est vrai, les 4e et 5e. La 2e correspond à la 4e, et la 1re (indétermination de l'Un) correspond à la 5e (indétermination de la matière).

Parm. 160 b-162 e

La 6e hypothèse, Si l'Un n'est pas, quelles sont les conséquences pour lui ?

On aborde maintenant la critique de l'idée de *néant*, qui sera complétée par « *Le Sophiste ou de l'Être* ». « L'Un n'est pas ; il est cependant objet de pensée » (en marge de sa traduction du *Parm.*, La Pléiade, t. II, p. 245 [32]).

---

32. Au fond, on pourrait aussi bien poser d'autres questions. « Chacune de ces questions aurait un sens bien défini. Le sujet de la non-existence ainsi posée y serait nettement distingué de tout autre sujet possible.

Quand donc nous posons que l'Un n'est pas, nous entendons sous cet Un qui n'est point, mettre quelque chose de précis et bien différent des autres, quelque chose de connaissable et de discernable. » (A. Diès, *Autour de Platon*, *op. cit.*, p. 37).

160 b d Il y a une certaine γνῶσις (connaissance) de ce μὴ εἶναι (n'être pas), de son altérité.

Il y a une ἐπιστήμη (science) de l'Un-qui-n'est-pas, et de son altérité. En plus de ἐπιστήμη, on reconnaît l'ἑτεροιότης (différence). C'est un *objet de pensée*. On retrouve l'argumentation sophistique habituelle, de mode à une époque où l'on n'a pas encore de terminologie technique fixe pour la philosophie. « Platon a toujours préféré la langue de la conversation » (P. Frutiger, *Les Mythes de Platon*, Alcan, 1930, p. 16)

160 c-161 a S'il n'y a pas d'être, il y a encore participation de ce non-être à une foule de catégories, comme on peut le voir : ressemblance/dissemblance, égalité/inégalité, etc. Il sera sujet de toutes les relations. Sans quoi, il n'est même pas de langue possible. Platon insiste sur ce point.

161 e- 162 b Le Non-être même participe de l'Être, et l'Être participe du Non-être « tellement, écrit J. Wahl, cette idée est générale, tellement sont impliqués l'un dans l'autre l'Être et le Non-être. » (*Étude…*, *op. cit.*, p. 183). Voir aussi J. Wahl, *Histoire de la Philosophie*, *op. cit.*, p. 552-553.

L'Être n'est pas (puisqu'il participe de Non-être), et le Non-être est (puisqu'il participe de l'Être).

162 b-163 b Et Parménide installe le mouvement au sein des Idées. Il détruit son propre axiome dans le *Poème*, où il dit que « le Non-être n'est pas » (*Les Présocratiques*, *op. cit.*, p. 260). Le Parménide du dialogue répond au Parménide du *Poème*.

Voir l'admirable passage de J. Wahl, *Étude…*, *op. cit.*, p. 186-187.

Parm. 163 b-164 b

La 7e hypothèse, Si l'Un n'est pas absolument ?

L'Un n'est pas de façon *absolue* ;

La 6e hypothèse posait comme *relation* la négation ; la 7e porte la négation à l'absolu.

163 c « Sil n'y a pas d'Un… », au sens le plus simple. Je traduirais ἁπλῶς par « purement et simplement ».

163 c-164 e Il n'est, dès lors, sujet d'aucune détermination. Il n'est même pas objet de pensée. On a un « rien pur et simple », dirai-je, « un abîme de rien », en deçà de l'être, comme l'Un dans la 1re hypothèse était au-delà de l'être. Double néant, en quelque sorte, selon les néoplatoniciens.

Très belle page de J. Wahl qui s'élève à des considérations de philosophie générale : « il y a un néant qui n'est absolument pas, il y a un fond de négation qui subsiste après que l'on a montré qu'une grande partie de nos négations peut se traduire en affirmations. Il est de destruction absolue, répondant, à l'autre bout de la chaîne de pensées, à l'élément de position absolue. Entre les deux sont l'Un qui est et l'Un qui n'est pas, tous deux mélangés et principes de mélanges. Et c'est dans cette sphère des mixtes que nous devons principalement nous tenir.

Notre pensée ne se meut à son aise que dans l'entre-deux et dans la communication des genres [33].

Mais sans ces deux principes absolus, le relatif lui-même ne serait sans doute pas, de même que malgré tout nous ne pouvons jamais penser ces deux absolus, sauf s'ils sont reflétés dans le cours de la pensée qui tisse et détisse les relations.

---

33. Ou « communication des Idées ».

La communication des genres n'a de valeur que si le oui absolu et le non absolu existent aux deux bouts de la chaîne. Et même, ils prennent pour notre pensée l'apparence l'un de l'autre ; ils échangent leur lumière et leur ombre, l'un au plus haut degré de son éclat, nous éblouissant au point que nous le prenons pour une nuit, l'autre au plus sombre degré de son obscurité, rayonnant peut-être soudain de l'éclat le plus intense. » (*op. cit.*, p. 188-189).

Parm. 164 b-165 e

La 8e hypothèse, Si l'Un n'est pas, que seront les autres ?

164 b c Allons-nous vers un monde sans unité, qui n'est dès lors que simulacre ?

Nous revenons ici à la *relation*, au point de vue relatif. Dès lors que l'Un n'est pas, l'altérité ne saurait se dire par rapport à lui. Ce n'est donc pas mutuellement (ἀλλήλων, 164 c 5) que les autres se feront être autres ; qu'ils se détermineront. J. Moreau donne un sous-titre intéressant dans La Pléiade : « L'Un n'est pas ; les autres choses ont du moins l'essence de leur altérité réciproque, où se projette l'apparence de toutes les déterminations. » (*op. cit.* II, p. 252)

164 d Ici, le beau passage sur le rêve… Le « chacun » (ἕκαστος) (n')est (que) phénomène (φαινόμενος). Chaque chose n'est « chacune » – donc une – qu'en apparence, puisque, par définition, il n'y a pas d'unité.

164 d-165 b De là toute la suite des apparences : nombre, parité, imparité, égalité, limitation, etc. Émiettement de tout être saisi par la pensée discursive (διανοία). D'où un monde fantomatique (voir φάντασμα ἰσότητος, 165 a).

Il convient d'opposer διανοία (165 b) et νοοῦντι (165 c), traduit par « pour un esprit pénétrant ».

165 c « C'est comme dans les peintures en trompe-l'œil (ἐσκιαγράφημα). » En effet, σκιαγραφία désigne une peinture où l'ombre et la lumière sont judicieusement distribuées (donnant même une impression de relief). Exemple fréquemment pris par Platon : *Théet.* 208 e ; *Soph.* 235 e-236 b ; *Rép.* X, 602 c d, *Phil.* 41 e-42 a.

Par cette vocation d'un monde d'où l'unité aurait disparu, on obtient le fantomatique.

Les « autres choses », il leur manque le sceau de l'unité, de l'Idée, on ne peut vraiment les saisir. Mais J. Wahl voit poindre ici une physique à l'état d'ébauche, et il ajoute : « Nous voyons là une traduction de l'idée de la δοξά, du langage des éléates, dans celui de la physique qui, peu à peu, se forme. Pour les physiciens comme pour les éléates, une théorie de l'opinion est nécessaire. » (*op. cit.*, p. 191).

Parm. 165 e-166 c

La 9e hypothèse, Si l'Un n'est (absolument) pas, que ne seront pas les autres

« Extrêmement difficiles sont les deux dernières thèses : les conséquences pour l'Autre de la négation relative, puis absolue de l'Un. » (K. Schilling, *Platon : Einführung in seiner Philosophie*, Wurzach, 1948, p. 238).

Le sous-titre de La Pléiade est éclairant : « L'Un n'est pas, absolument ; les autres choses n'ont d'aucune détermination ni l'être, ni l'apparence. » (II, p. 254).

C'est donc le retour au non-être absolu. Les autres ne seront ni « un » ni plusieurs (le plusieurs impliquant l'Un). Leur totalité ne sera rien, ni leur pluralité. On est maintenant dans l'inimaginable pur : on ne peut rien concevoir sous la forme (absente) de l'unité, que ce soit ressemblance, différence, contact, séparation, etc. Il y aurait même absence d'apparence. Bref ἕν εἰ μὴ ἔστιν, οὐδέν ἐστιν, « Supprimer l'Un comme supprimer les Idées, c'est détruire toute pensée ; c'est donc qu'il faut s'efforcer de penser l'Un comme les Idées d'une façon qui ne les isole pas des choses dont ils doivent fonder l'existence.

« Rien de plus naturel que cette analogie entre la situation de l'Un et celle des Idées – si indispensables et si difficilement pensables – puisque l'Un en tant qu'il est compris du moins par la 4e hypothèse, est une Idée et comme l'Idée est une unité. » (J. Wahl, *Étude…*, *op. cit.*, p. 193-194).

Parm. 166 c

LA CONCLUSION

« Si on veut comprendre les choses de ce monde et même celles du monde intelligible, dit J. Wahl, le mieux est donc d'admettre à la fois l'être relatif et le non-être relatif de l'Un. » (*Étude…*, *op. cit.*, p. 194). Nous tenons maintenant un entrelacs dans les rapports entre les Formes, tel que le souhaitait le jeune Socrate[34]. C'est ce qu'a montré A. Diès : le programme du *Parm.* est réalisé, à savoir « mettre de la contrariété au sein même des Formes intelligibles, sans détruire ni leur objectivité ni leur détermination précise et intransformable, établir l'unité sans détruire le multiple, poser l'affirmation en

34. Lire 129 b c et 129 d-130 a.

fondant, sur l'affirmation même, la négation. » (*Autour de Platon*, *op. cit.*, p. 518)[35].

Ainsi se dégagent « les éléments d'une théorie de ce qui est et d'une théorie de ce qui apparaît. On sait quel sens il faut donner au mot *être* et au mot *apparenc*e, et aux autres mots pour pouvoir dire qu'il y a une δόξα et qu'il y a une οὐσία. En parlant de l'Un qui est, et en le niant partiellement, on arrive à constituer un monde ordonné. » (J. Wahl, *Étude…*, *op. cit.*, p. 195). On a fait voir l'Un multiple, lui conférant ainsi une existence et la possibilité d'être connu ; de même on a sauvé la multiplicité du monde en lui conférant une unité. Selon Platon, tout acte de pensée inclut la double affirmation de l'Un et du multiple.

La lecture achevée du *Parm.*, et « ce vaste océan de discours » (137 a) traversé, il faut revenir au fameux πραγματειώδη παιδειὰν que je vous avais jadis invité à rapprocher de 135 d où il est question de ces exercices qui ne servent à rien, ἀχρήστου εἶναι, et qui, en fait, ne sont pas tels.

La preuve en est administrée, au niveau du platonisme même, par l'usage qui est fait de cet approfondissement de l'Un et du multiple, usage pédagogique à une fin politique ». C'est dans un texte de la fin de la vie de Platon que nous voyons cela clairement :

« L'Athénien. — Ne disons-nous pas que, à l'égard de chaque chose singulièrement, un homme de métier aussi bien qu'un Gardien doivent, s'ils sont éminents dans leur partie, ne pas être capables seulement de porter le regard en direction de ce qui est multiple, mais être

35. « … On peut dire que le dialogue montre que de propositions identiques en apparence on peut tirer des conclusions opposées, et de propositions opposées en apparence des conclusions identiques. C'est un des sens de la phrase finale du *Parménide* » (J. Wahl, *Étude…*, *op. cit.*, p. 262, n. de la p. 91).

impatients aussi de connaître ce qui est un, et, quand ils en ont acquis la connaissance, de tout ordonner par rapport à l'Un dont il s'agit, grâce à la vision d'ensemble de cette multiplicité[36] ?

CLINIAS. — C'est juste.

L'ATHÉNIEN. — Or, serait-il possible à qui que ce fût, d'examiner comme de contempler son objet avec exactitude, plus que lorsqu'existe chez lui la capacité de porter son regard sur une nature unique en partant d'une multiplicité d'objets dissemblables ?

CLINIAS. — C'est probable.

L'ATHÉNIEN. — Non pas probable, mon merveilleux ami, mais réel ! Pour aucun homme au monde il n'y a pas de voie de recherche qui, pour la certitude, soit supérieure à celle-là ! »

Et l'Athénien applique la méthode – ou plutôt invite à l'appliquer, à ce qu'il y a d'*un* dans les quatre vertus : courage, tempérance, justice, prudence, « lorsque légitimement, nous les désignons par cet unique nom de vertus. » (Platon, *Les Lois*, 965 b d).

---

36. Ici se rappeler *Rép.* VII, 537 c : « Le dialecticien est celui qui a une vision d'ensemble ; le non dialecticien celui qui ne l'a pas. »

RÉFLEXIONS SUR LE *PARMÉNIDE*

Le *Parm.* comme moment de la philosophie de Platon

Nous gardons l'impression, après la lecture du *Parm.*, que la vision que nous pouvions avoir de la philosophie de Platon s'est modifiée dans le sens d'une complexification et dans le sens d'un enrichissement. Le monde platonicien tel qu'il ressortait des premiers dialogues et des grands dialogues, *Phéd.*, *Banq.*, *Rép.*, serait donc plus complexe qu'il n'y paraissait de prime abord, et il n'est pas douteux qu'au niveau du *Parm.* il se soit passé quelque chose.

Le *Parm.* est un moment de la philosophie de Platon, un moment d'une particulière importance, et comme tout moment d'une philosophie, celui-là est justiciable d'une appréciation par rapport à ce qui suit.

Par rapport à ce qui précède, à savoir les philosophes présocratiques, avec lesquels Platon s'est trouvé confronté, il ne fait pas de doute que le *Parm.* constitue une sorte de mise en perspective et une critique – constructive – des systèmes antérieurs, dont certaines intuitions sont récupérées, après avoir subi une modification radicale, un changement de plan, et certaines sont rejetées.

Le *Parm.* apparaît comme un effort dialectique de dépassement des positions acquises. Critiquant et remaniant les solutions du passé, il les entraîne dans la construction d'une pensée originale qui répugne à se fixer.

Cette répugnance à se fixer est de l'époque en même temps qu'elle est dans la manière de Platon. Et on a remarqué le maigre souci que Platon peut avoir, dans le dialogue, pour le vocabulaire (où les termes ne sont pas fixés, mais employés indifféremment) et pour la rigueur de la logique : les sophismes y fourmillent, mais entraînés dans un propos signifiant [1].

On assiste donc, au long des hypothèses *à la récupération de diverses intuitions*.

a) Récupération de l'Unité (éléates). La thèse parménidienne de la primauté de l'Un est confirmée : « Si l'Un n'est (absolument) pas, rien n'est » (9e hypothèse, 166 c), rien, c'est-à-dire ni être ni apparence, et donc « la voie de l'apparence » (δοκοῦντα) du *Poème* n'existerait même pas. Et pourtant, à poser l'Un comme « être un », comme essence en tant qu'Un, on le condamne à n'être pas (1re, 5e, 7e hypothèses). Dans cette perspective, l'Un proprement platonicien revêt une autre dimension, double en quelque sorte.

D'une part, il est quelque chose, et même il se monnaie en plusieurs choses (2e, 8e hypothèses), et d'autre part, on peut le voir comme organisant ce en quoi il se distribue, surplombant les choses en quoi il se concrétise, et comme transcendant cette organisation même. Et l'âme pensante est pour quelque chose dans

1. J.-M. Paisse y voit même « le signe de l'irrationalité indéniable de l'univers, voué au paradoxe et à la confusion. » (« Une métaphysique de la relation », *Revue de Métaphysique et de Morale*, oct.-déc. 1966, p. 447).

cette nouvelle position de l'Un, dans ce nouveau statut de l'Un (3e, 4e hypothèses)[2].

b) Récupération de la multiplicité selon Pythagore, selon Anaxagore, selon Leucippe, mais accrochée à une conception trop étroite, strictement matérielle (en dépit du Νοῦς anaxagoréen dont Socrate se plaint, dans le *Phéd.* 97 b-99 d, qu'Anaxagore n'ait pas tiré mieux). La divisibilité est partout, mais l'unité aussi. Et il faut peut-être aller jusqu'à concevoir une divisibilité au niveau des Idées, qui procurerait la divisibilité constatable au niveau des phénomènes (2e et 4e hypothèses). Sans l'Un, les choses sont indéfinie multiplicité (4e), l'Un sans les choses est unité infinie (5e). Mais il faut maintenant concevoir que l'autre-que-l'Un est un autre Un (4e). Unité et multiplicité sont donc ainsi affirmées, non plus comme figées, mais comme naissant, d'une certaine façon, l'une de l'autre (3e) à partir d'une unité transcendant l'être (1re hypothèse et *Rép.* 509 b). La participation est compréhensible, et le réel se rationalise (3e et 4e), accomplissement de ce que Socrate avait vraiment espéré d'Anaxagore (voir *Phéd.* et *Les Lois*, XII, 967 b c).

c) Récupération du mouvement héraclitéen (se rappeler que Platon le voyait comme un pur mobilisme, *Crat.* et *Théet.*) et empédocléen. Le mouvement est accepté, en ce sens qu'il faut tenir compte de l'incessante génération des phénomènes. Mais cette mobilité, si elle excluait l'Un, ne serait que fantomatique, inconsistante comme un rêve (8e hypothèse). L'héraclitéisme acquiert une dimension nouvelle, dès lors qu'il est transposé sur le plan des intelligibles, entraîné en quelque sorte jusque dans le monde des Idées. Dans l'instantané (ἐξαίφνης) le multiple naît de l'Un, l'Un du multiple (3e hypothèse). Et sur le plan de la

2. Lire J.-M. Paisse, « Une métaphysique de la relation », *op. cit.*, p. 445-446.

connaissance, il y a un effort de récupération des choses qui relèvent de la *doxa* : un effort pour rendre pensables le semblable et le dissemblable (8e hypothèse).

Bref, les catégories d'Être et de Non-être doivent maintenant s'entendre, en ce qui touche à l'Un, d'une manière *relative*. Le *Parm.* est donc quelque chose comme « un tournant de la philosophie platonicienne » (J.-M. Paisse, « L'idéalisme platonicien », *Revue philosophique*, janvier-mars 1970).

Après ce tournant comment se présente la route platonicienne ?

Le *Soph.* reprendra, dans une perspective différente, les problèmes du *Parm.* Platon y critique les doctrines qui prétendent donner raison du monde à partir de quelque principe unique, entendant ainsi privilégier, absolutiser l'Un ou le multiple. La réalité, selon Platon, ne saurait dépendre de quelque principe constitutif unique à la manière dont on l'entendait dans les doctrines précédentes. La réalité lui semble plutôt résulter des rapports complexes entre des éléments ontologiques apparemment contradictoires, hétérogènes. Apparemment, car c'est une question de points de vue, de perspective prise sur la réalité. C'est le sens du « mélange naturel des genres » évoqué dans *Soph.* 259 a b.

Le *Phil.* reprendra, à propos du plaisir, ce même problème de l'Un et du multiple, et proposera, comme un retour à l'enseignement vénérable des anciens, comme un ressourcement à partir de la tradition, l'action de la limite (πέρας) sur l'illimité (ἄπειρον), autrement dit – sous une autre forme – l'entrelacs de l'Un et du multiple, réseau susceptible d'une rationalisation et d'une mathématisation fines, *pythagorico more* [3].

L'avenir du *Parm.*

On aura une idée des différentes interprétations du ***Parm.***, et cela dès l'antiquité, en lisant Proclos, περί τῆς κατά Πλάτωνα θεολογίας, *Théologie platonicienne*, *op. cit.*

Je vous conseille d'y lire :

p. 32-40 : critique de la position logique ;

p. 40. 47 : affirmation du caractère théologique du traité.

Avec J. Trouillard, je dirai que « le néoplatonisme succède au "moyen platonisme" le jour où les platoniciens se mettent à chercher dans le *Parm.* le secret de la philosophie de Platon. » (« Le *Parménide* de Platon… », *op. cit.*, p. 83).

Et en dépit des divergences dans l'interprétation, « tous les néoplatoniciens professent que nul n'est platonicien s'il n'a affronté dans ces dialogues le mystère de l'Un. » (J. Trouillard, *L'Un et l'Âme selon Proclos*, *op. cit.*, p. 111.)

Il faut remarquer que l'exégèse néoplatonicienne du *Parm.* a partie liée avec l'exégèse du *Tim.* [4], au point que les perspectives s'entrecroisent (*Ibid.* p. 122). On comprend dès lors que le *Tim.* ait été tenu pour la figure du *Parm.* (*Ibid.*, p. 124).

---

3. Sur la limite et l'illimité, lire, outre les deux articles cités de J.-M. Paisse, ceci : C. de Vogel, « La théorie de l'ἄπειρον chez Platon et dans la tradition platonicienne », *Revue philosophique de la France et l'Étranger*, janv.-mars 1959, p. 21-39.

4. Pour le *Tim.*, voir la traduction de L. Brisson, *Timée, Critias*, Flammarion, 1992.

De son côté C. Ramnoux parle de « l'étonnante architecture théologique » projetée par les scolarques de l'École d'Athènes « sur le *Parm.* et le *Tim.* de Platon. ». Elle continue : « avec l'architecture théologique une discipline, pour une ascension spirituelle à inscrire sur la carte du cosmos, et une tradition mystique dont le fil se laisse remonter à travers Plotin encore plus haut, possiblement très haut, jusqu'à Platon et au-delà. » (*Parménide*, Éd. du Rocher, 1979, p. 15-16).

PLATON

« l'exercice purement formel du *Parménide* nous offre un exemple de cette dialectique sans objet, qui ne tend qu'à assouplir l'esprit en épuisant toutes les possibilités logiques ».

R. Schaerer, *Dieu, l'homme et la vie d'après Platon*, p. 101

sans commentaires !

DU *PARMÉNIDE* DE PLATON AU NÉOPLATONISME [1]

1. Cours de 1982-1983 (N.D.E.).

Le *Parménide* a certes une mauvaise réputation. Or il se trouve que ce dialogue, qui donne l'impression d'un jeu stérile, ou au mieux d'un exercice laborieux de logique formelle – c'est d'ailleurs ce que certains pensent encore après F. M. Cornford, qui a souligné jusqu'à l'exagération le côté mathématique, pythagoricien, en somme, dans *Plato and Parmenides* [1] ; or il se trouve que ce dialogue est d'une importance considérable sur le plan métaphysique.

D'une part il constitue, avec certains livres de la *Rép.* (2 à 10) dont on sait qu'ils sont contemporains (voir L. Brandwood, *A Word Index to Plato*, Leeds, 1976 ; J.-P. Dumont, « Modèle dialectique et modèle cosmologique dans la construction du *Parm.* de Platon », *Modèles et Interprétation*, univ. de Lille III, 1979, p. 17-45), un moment de la pensée de Platon. Dans le *Parm.*, Platon met en perspective, par allusions, toute l'histoire de la philosophie telle qu'elle est présente aux gens de son époque, et il procède à une critique sévère des étroitesses de vue, des mauvaises prises sur le réel. Mais aussi Platon critique le platonisme, du moins celui qu'on lui impute ; il critique les précédents dialogues ; il critique ses orientations de jeunesse quand la théorie des Idées se formulait de façon mythique. Il se fait à lui-même – et bien avant

1 F.M. Cornford, *Plato and Parmenides*, Londres, Routledge and Kegan Paul, 1983 (N.D.E.)

Aristote – les objections qu'on peut opposer aux Idées. Rien que dans la première partie du *Parm.*, il y a déjà une bonne dose de problèmes soulevés par la théorie des Idées, telle du moins que le jeune Socrate, le Socrate étudiant, est censé la voir – et ces problèmes restent en suspens. D'où alors, comme l'a bien vu J. Trouillard, « Platon prend ses distances vis-à-vis d'un platonisme scolaire qui se forme déjà autour de lui » (*Revue de Théologie et de Philosophie*, 1973, II, p. 87). Et il semble que toutes ces objections, on ne les surmontera qu'en se livrant à des exercices dialectiques. Ce n'est pas pour autant d'une gymnastique dans le vide qu'il s'agit. Mais il s'agit pour l'esprit de se tenir en éveil pour entrevoir ce dont il est question. Selon lui, il n'y aura jamais sur la terrible question de l'Un et du Multiple d'exposé statique qui soit satisfaisant : l'intuition ne peut jaillir qu'à la faveur de l'agitation – je dirai héraclitéenne – des neuf hypothèses sur l'Un. On verra alors, peut-être, – et le temps d'un éclair, c'est-à-dire pratiquement hors du temps – on verra comment il se fait qu'il y ait un monde, un monde où toute chose à la fois est et n'est pas… Nous reviendrons à loisir sur cette problématique, aujourd'hui insolite, de l'Un et du Multiple, qui a dominé toute la pensée antique.

Mais il y a encore une autre dimension de ce dialogue mystérieux : c'est sa fécondité en histoire de la philosophie. C'est lui qui constitue le texte de base, je dirai presque le texte sacré, des philosophes que l'on connaît sous le nom de néoplatoniciens, plus de cinq cents ans après. C'est autour des neuf hypothèses du *Parm.* qu'ils ont construit leur système, si bien que le dialogue apparaît comme la clef de leur vision du monde. Le *Parm.* est pour eux la clef qui permet d'entrer dans celle de Platon, et ils estiment que c'est là, dans ce texte, que se trouve *la révélation*, la révélation de la constitution de la pensée et de la structure du réel.

Or le système néoplatonicien a imprégné toute la pensée chrétienne par la suite, et il a constitué l'un des éléments de la pensée de tous les temps. On voit donc tout l'intérêt d'une étude du dialogue en lui-même – ce sera la première partie de ce cours – et de la tradition platonicienne dans son histoire mouvementée, afin de comprendre comment ce texte a pu servir de livre, des livres pour un mouvement philosophique considérable. Ce sera la seconde partie du cours : Platon dans sa tradition.

Principaux philosophes concernés –
Parménide, le vieux
↓
Zénon, le Maître dans la force de l'âge
↓
Socrate, le jeune qui s'initie
↓
[Platon, qui vient après, et qui « repense »]

Les personnages du *Parménide*

I

EXAMEN DU *PARMÉNIDE*

L'introduction, passablement enchevêtrée, nous situe déjà dans un certain contexte, celui de la tradition.

126 a-127 c. En effet, on est en présence – et les commentateurs l'ont bien remarqué –, d'un récit de récit (M. Alexandre), d'un discours plusieurs fois indirect (P. Trotignon), d'une narration en cascades (A. Diès), et cela semble une technique pour suggérer un passé lointain, donc nuancé de légendaire. Cet emboîtement crée de la distance : distance entre ces vieilles choses et les préoccupations actuelles de Platon : « une atmosphère de poésie et tout le vague d'une uchronie » (A. Diès). De même on a quatre générations présentes d'un coup (C. Ramnoux) ; on a une coexistence, décalée par la mémoire, du socratisme, du plus vieil éléatisme, de l'héritage du plus vieil ionisme.

Remarque.

Céphale, Antiphon et Pythodore avaient, en somme, appris ça par cœur. Vous les voyez ? J. Wahl pense que cet emboîtement suggère que « les choses qui vont être dites ne sont que des fictions » (*Étude…*, *op. cit.*, n. 4).

Personnellement je dirais qu'elles sont données par une *tradition* que ces cascades d'intermédiaires suggèrent. En somme, on aurait quelque chose d'assez important pour avoir été appris, transmis, cherché – *et qui ne doit pas se perdre*. La mémoire ici donne l'impression du sacré : « … une confrontation intemporelle dramatisée par une incarnation scénique » (R. de Renéville) – et cela, d'autant que Proclos (au Ve siècle) a repéré cet emboîtement. Bref, on serait en présence d'une sorte de mythe (J. Wahl) – mais au sens plein du terme – et sur le conseil de Proclos, il faudrait peut-être se placer d'emblée dans une perspective symbolique. On aurait à Athènes, la rencontre entre les Éléates et les Ioniens, entre l'Être et le mouvement, mais dans une perspective rationalisante.

Bref, on allégorise là-dessus comme des croyants sur un texte sacré, sur une Bible.

127 d. Les protagonistes écoutent la lecture d'un bouquin écrit par Zénon : un livre de jeunesse qu'il a écrit pour défendre les thèses de Zénon d'Élée, à savoir l'unité et la continuité de l'Être. Platon ne donne rien de plus sur le livre de Zénon. Est-ce que cet ouvrage contenait les fameux arguments contre le mouvement : Achille et la tortue, la flèche qui vole et ne vole pas… ? Il n'en est pas question dans le dialogue en tout cas [2].

127 d-130 a. Une discussion s'en suit entre Zénon et le jeune Socrate. En gros, cela donne, du point de vue du sens :

SOCRATE. — En somme, Zénon, ce que tu veux démontrer là-dedans, c'est qu'il ne peut y avoir de multiple. Parce que, selon toi, si pluralité il y avait, les êtres

2. Sur ces arguments de Zénon contre le mouvement, voir V. Brochard, « Les arguments de Zénon d'Élée… », *op. cit.*, p. 3-14. « Le prétendu sophisme de Zénon d'Élée », *ibid.*, p. 15-22.

seraient à la fois semblables et dissemblables, ce qui serait ruineux pour l'hypothèse. En somme tu as l'air, au premier abord, de dire autre chose que Parménide, ton maître, mais en fait cela revient au même, puisque Parménide soutient que le Tout est un, et toi, Zénon, tu dis que le Tout n'est pas multiple.

ZÉNON. — C'est juste quant au contenu de mon bouquin, mais tu te méprends sur l'intention : ce n'est pas l'ambition de l'âge mûr qui l'a inspiré, mais l'ardeur batailleuse du jeune âge. Les adversaires de Parménide voulaient montrer que sa position de l'Être-un entraînait des conséquences contradictoires (Proclos dira que cela peut aller jusqu'à l'absurde, du genre : si Parménide est, alors Zénon n'est pas). Moi, Zénon, je leur retourne leurs âneries, en montrant que la pluralité de l'Être aboutit à des âneries pires. Il s'agit donc ici d'une *antilogie* (*antilogia*).

SOCRATE. — Moi, je veux bien, Zénon. Seulement voilà [3], ton argumentation aurait été plus convaincante si seulement tu avais pris soin de distinguer pluralité sensible et pluralité intelligible. En effet, que les objets empiriques soient à la fois semblables et dissemblables, uns et multiples, pleins de contrastes, d'ambiguïtés, cela n'a rien de scandaleux. On pourrait te répondre qu'ils sont comme cela parce qu'ils participent à l'Idée de ressemblance et à l'Idée de dissemblance ; de même ils participent à l'Idée d'unité et à l'Idée de multiplicité, mais que chacune de ces Idées-là reste pure en elle-même. Au contraire, si tu réussis à montrer que la ressemblance en tant que telle est dissemblance, que l'unité comme unité

---

3. Il lui répond avec du Platon : avec du *Banq.*, avec du *Phéd.*, avec de la *Rép*… Voir D. Ross, *Plato's Theory of Ideas*, Oxford, 1957.

est multiplicité, alors, mon vieux Zénon, tu auras établi une thèse d'une grande portée.

Comme dit J. Trouillard, « Socrate invite donc Zénon à passer du mélange par aventure à la connexion nécessaire » (*art. cit.*, p. 85). Voilà donc le problème posé : c'est celui de la *communication des Idées*, et il va dominer d'un bout à l'autre le dialogue, comme l'a bien vu J. Wahl (*Études…*, *op. cit.*, p. 23) : la fusion du sensible et de l'intelligible se comprendra finalement par la fusion des intelligibles les uns avec les autres.

C'est alors que Parménide, qui les avait laissés s'expliquer, intervient. — C'est bien, mon petit Socrate, tu as bien posé le problème ; mais je me demande si tu vois où ça te mène, la doctrine des Idées.

Au fond, qu'a fait Socrate ? Il a opposé à Zénon la théorie des Formes (et des formes multiples), d'origine pythagoricienne, telle qu'on la trouve dans les précédents Dialogues. Et Parménide lui fait voir que ce n'est pas aussi simple qu'il le croit. Cela soulève des problèmes. Remarquons que le vieux Parménide a l'air de savoir par cœur tout le « platonisme ». « Il secoue la théorie des Idées comme s'il l'avait dépassée : toute la future critique d'Aristote est là, par une sorte d'anticipation sur son contradicteur ; comme si Platon faisait critiquer par Parménide le faux platonisme des choses en soi, des Idées en soi, qui est d'Aristote » (M. Alexandre, *Lecture de Platon*, Paris, 1968, p. 304)[4]. Et voici alors un bloc d'objections : 130 a-130 c.

Problème I. 130 a-131 a. Problème préjudiciel : de quoi y a-t-il Formes ? Quelle est la surface de « ce monde

4. Sur l'évolution future de la théorie, voir P. Kucharski, *Les Chemins du savoir dans les derniers dialogues de Platon*, Paris, 1948.

des Idées » ? Socrate admet-il une pluralité des Idées participées par les objets sensibles et distinctes de ces objets participants ? Par exemple, y a-t-il une « ressemblance pure » et « une ressemblance empirique » qui en serait la participation ? Et de même pour l'Un, le multiple, le beau, le bien ?

D'accord, dit Socrate. C'est bien comme ça que je vois les choses. Mais alors, s'il y a des Idées de tout, il faudra admettre qu'il y ait une Idée de l'homme, du feu (voir *Tim.* 49-51 b, *Phil.* 29 *et sq.*), de l'eau, mais aussi du cheveu, de la boue, de la crasse ? Comment admettre qu'il y ait une perfection du crime ? de la sottise ? bref de tout ce qui se saisit comme une déchéance ? « Peut-il y avoir une idée parfaite de l'imperfection ? » (M. Alexandre, *Lecture de Platon*, *op. cit.*, p. 306). Là Socrate hésite. — C'est que tu es jeune, Socrate, lui dit Parménide. Quand tu appartiendras totalement à la philosophie, tu ne mépriseras rien, parce que tu n'auras plus de préjugés. Il ne faut rien exclure du bénéfice des Formes. Voir *Soph.*, 227 b.

Mais alors, puisqu'il faut admettre des Idées de tout, comment concevoir les rapports des Idées et des objets sensibles ?

Tel est le *problème général* qui va être traité dans la suite de *cinq points de vue* différents, qui apparaissent comme autant de problèmes particuliers.

Problème II. 131 a-e. Comment une Forme peut-elle être participée par des objets multiples et discontinus, tout en demeurant une et totale en elle-même ? On propose des métaphores : le jour ; le voile qui couvre plusieurs individus, mais alors chacun n'est couvert que par *une partie du voile* ; et donc si chaque objet ne possède qu'une partie de la Forme, comment l'unité de l'Idée va-t-elle résister à ce partage ? Est-ce qu'on peut partager la grandeur, l'égalité ? Comment un objet serait-il égal par une partie seulement de l'égalité ?

Prenez l'Idée, par exemple, de grandeur : « la partie de grandeur participée deviendra petitesse par rapport au tout de la grandeur, le tout de la petitesse deviendra grandeur par rapport à sa partie » (A. Diès).

Cela fait bien voir qu'on ne doit pas concevoir les Idées de grand et petit *comme des choses* grandes ou petites. On surprend Platon dans la coulisse, dégageant la théorie des Idées de l'imagination banale, physicienne. Il y a cette vue que les Idées ne sont pas des choses, et partant qu'elles sont si réelles que les choses n'ont de réalité qu'en participant à elles.

Problème III. 132 a-b. Les objets qu'on dit grands, on les appelle ainsi en tant qu'ils possèdent un caractère unique qui est la grandeur. Mais la grandeur, elle, semble appartenir par excellence à la Grandeur pure, et ce caractère est le point commun entre la Grandeur et ses participants. En somme, si la grandeur que j'affirme de plusieurs choses à la fois est distincte de ces choses grandes, si elle subsiste par soi, il va falloir une troisième grandeur, distincte et des individus et de l'Idée, afin qu'il y ait un lien, un principe d'unité entre l'Idée et les objets grands… Et ainsi de suite : chacune de ces Formes surgissant cessera d'être unité pour devenir indéfinie multiplicité de formes, *alla apeira to plèthos*. Et voilà déjà, avant Aristote, le fameux argument « du troisième homme », dont Aristote se servira contre Platon en *Métaphysique* I, 990 b 15. (Platon tenait peut-être cet argument de Polyxène le Sophiste [5]).

---

5. Si l'on veut, voici comment formuler cela clairement : s'il y a d'un côté les choses, et de l'autre les Idées qui leur donnent sens, comment, quand je considère les unes et les autres, puis-je les rapprocher les unes des autres, sans chaque fois ajouter de nouvelles Idées ?

Là-dessus l'objection suppose que l'Idée est un objet qui fait nombre avec les objets de l'expérience. Et dans ce cas « elle ne fait que redoubler et multiplier sans fin le monde empirique tout en lui restant extérieure. Tel est le platonisme vulgaire, qui repose sur une interprétation littérale d'une certaine imagerie, fréquente dans les premiers Dialogues. » (J. Trouillard, « Le *Parménide* de Platon... », *op. cit.* p. 86). Et J. Trouillard ajoute « L'Idée n'est pas objet, mais *objectivante.* Elle est ce par quoi les objets sont tels. » (*Ibid.*). L'Idée de grandeur, dit Proclos (*In Parmenidem*, 4, 854, 12-13) est pouvoir de dépassement : « L'Idée de grandeur n'est pas grande, celle du triangle n'est pas triangulaire. L'Idée de justice est la norme d'une mesure irréalisable, mais qui anime et juge toutes les actions dites justes. » (J. Trouillard, *ibid.*). Retenons cette idée que la Forme n'est pas ce qu'elle réalise, qu'elle n'est pas ce qu'elle donne. Rapprocher le texte de *Parm.* 132 a-b de *Rép.* X, 597 c et de *Tim.* 31 a.

Problème IV. 132 b-c. Au fond, ce qu'on cherche, dit Socrate, c'est à concilier l'unité de l'Idée et la pluralité des objets participants. Si on admettait que les Formes soient des *noèmata*, des pensées qui ne doivent se produire que dans les âmes, qu'en serait-il ? À cela Parménide répond à Socrate que la pensée qui ne serait pas pensée d'une unité réelle serait vide. En somme, l'Idée ne peut pas être un simple mode subjectif, elle doit avoir une essence. Le Platon de la coulisse ne veut pas qu'on déréalise absolument l'Idée, mais ne veut pas non plus qu'on la chosifie.

Problème V. 132 c-133 a. Socrate a une autre solution : les Idées sont des *paradeigmata*, des exemplaires, dont les objets qui y participent sont des copies, ou des images. Seulement, voilà, Parménide rétorque que, l'objet-copie étant semblable à son exemplaire, l'exemplaire se trouve semblable à son semblable et tous les deux participent donc à l'Idée de semblable, et, puisque ces trois termes se ressemblent, à une nouvelle Idée de semblable, et ainsi indéfiniment (J. Trouillard, « Le *Parménide* de Platon... », *op. cit.*, p. 87). Et nous voilà de nouveau dans l'argument du troisième homme. Difficile, tout cela, dit Socrate. – Attends, répond Parménide, tout ça, c'est pour rigoler... tu n'as encore rien vu !

Problème VI. 133 b-134 e. Les Idées n'existeraient que par leurs mutuelles connexions dans leur ordre d'idées (c'est ce que démontrera le *Soph.*). Exister comme Idée, c'est exister comme partie d'un système idéal où tout se tient : le grand et le petit, le juste et l'injuste... Seulement, les sensibles n'existent également que par leurs relations réciproques sur le plan empirique... Dès lors, on est en présence de deux ordres, de deux « mondes » strictement parallèles, qui ne se rencontrent point... L'esclave de l'expérience dépend d'un maître empirique – et l'Idée de l'esclave est esclave de l'Idée du maître... La science d'ici-bas est la science de la vérité d'ici-bas, mais pas de la Vérité-essence. En somme, seule la connaissance pure sera capable d'atteindre les Idées pures (le Beau, le Bien...), mais elle ne saisira pas le beau ni le bien humains. La divinité ne saura rien de ce qui se passe chez nous, nous ignorerons tout des choses divines.

Dans tout cela il y a cette vue que l'Idée est transcendante, elle ne concerne pas mon expérience ; et si elle fait partie de mon expérience, elle n'est pas Idée.

Cette objection, en somme, a le tort de s'enfermer dans des représentations de type local, géographique : monde sensible, ciel intelligible. En gros, après l'examen de tous ces problèmes, Parménide résume : il a fait voir à Socrate que toutes les objections qui viennent à l'esprit, et qui sont si graves de conséquences, viennent de ce qu'on représente aux gens des Idées comme existant en soi, chacune à part *et* des autres Idées, *et* du sensible… Seulement voilà, dit-il, si on renonce au réalisme des Formes, on n'a même plus où tourner sa pensée… Moralité : il faut garder cela, mais l'épurer, le préciser, l'affirmer. Position difficile : on ne peut pas faire l'économie des Idées – et pourtant, s'il faut garder le réalisme des Formes, on soulève une série de difficultés. « Socrate doit comprendre que la doctrine des Idées n'est pas une solution, mais un problème. » (M. Alexandre, *Lecture de Platon*, *op. cit.*, p. 310).

À regarder ce texte, on s'aperçoit que Platon, toujours dans la coulisse, laisse entendre qu'il connaît bien les problèmes soulevés par la théorie des Idées, et par la présentation mythique et poétique qu'il en a souvent donnée. « Ce monde intelligible a d'abord été pour Platon une transposition des mythes de l'âge d'or dans le registre de l'intériorité et de l'éternité. Mais plus il chante ce paradis perdu, plus il en éprouve la relativité » (J. Trouillard, *L'Un et l'Âme selon Proclos*, *op. cit.*, p. 17). « Il prend ses distances vis-à-vis du platonisme scolaire qui se forme déjà autour de lui. » (J. Trouillard, « Le *Parménide* de Platon… », *op. cit.*, p. 87).

Alors, dans cette perspective, on comprend mieux pourquoi Platon a mis en scène le *jeune* Socrate, le Socrate, en somme, d'avant son histoire. On remarquera d'abord que Socrate accompagne de son image – et tout au long des dialogues – la pensée de Platon en train de se construire. Il est, ce Socrate-là, non point circonscrit dans le temps, ni non plus intemporel ; il est multitemporel, dirais-je, omniprésent à chaque instant du développement temporel de Platon ; omniprésent à une pensée dont le développement prend du temps.

Par conséquent, si Platon, ici, met en scène – et critique – le jeune Socrate, dont la problématique est remise à sa place par le vieux Parménide, ce n'est pas pour congédier un maître qu'il jugerait dépassé ! Platon ne chasse pas Socrate à la manière d'un fils indigne, mais il le congédie comme on évacue une enfance maintenant dépassée. Au fond je serais tenté de rapprocher cela de saint Paul : « Lorsque j'étais enfant, je parlais en enfant (*élogizomèn ôs népios*) ; une fois homme, je me suis défait de ce qui était de l'enfant (*katèrgèka ta tou nèpiou*, 1 Co. 13. 11). » Mais en même temps, Platon entend montrer ce qu'il doit à Socrate et ce que Socrate doit à Parménide – donc ce qu'il doit lui-même, lui, Platon, à Parménide. Enfin, il y a cette idée selon laquelle la vraie synthèse n'a pas encore été faite, qu'elle est encore à venir et qu'il faudra un esprit doué d'une étonnante pénétration pour y accéder, *éti de thaumastotérou* (135 b)... Ce génie-là, ce sera Platon, qui dépassera alors et le jeune Socrate et le vieux Parménide. L'humilité est une catégorie chrétienne, inconnue des Grecs.

***

Toujours est-il qu'il y a là, maintenant, une réelle difficulté à comprendre le rapport de l'Un et du multiple, vu sous l'angle de la participation de chaque objet aux Idées. Il va falloir dépasser ce stade. Mais comment ? En manière d'exercice dialectique, estime Parménide. En effet, c'est ainsi qu'on se disposera à accueillir l'intuition, si elle vient. De toute façon il n'y aura jamais d'exposé satisfaisant là-dessus.

Alors, en quoi vont consister ces exercices ? – À poser en hypothèse *l'existence* d'une Idée, et à voir ce qui en résulte. Ensuite, on mettra en hypothèse l'inexistence de cette même Idée, et on verra les conséquences ; et ainsi de suite.

Exemple : l'hypothèse de Zénon ; s'il y a une pluralité, qu'en résultera-t-il et pour cette pluralité et pour l'Un ? Pour cette pluralité par rapport à elle-même et par rapport à l'Un ? Pour l'Un par rapport à soi et par rapport aux plusieurs ? – S'il n'y a pas de pluralité, qu'en découle-t-il ? Etc.

On fera le même travail pour l'Un, pour la ressemblance, pour la dissemblance, pour le mouvement, pour le repos, etc. « Il s'agit, en somme, de vérifier une thèse par ses conséquences, et aussi de l'approfondir et d'en éprouver la fécondité » (J. Trouillard, *op. cit.*, p. 88).

Là-dessus, Socrate demande à Parménide de lui faire une démonstration. Et c'est Parménide, – non sans hésitation – qui s'y colle. « Je sens en moi une grande crainte à songer comment il me faudra, si vieux, traverser à la nage un si rude et si vaste océan de discours. Mais il faut bien vous faire plaisir et "jouer ce jeu lourd de réalité", *pragmatéiôdè paidian paizein* » (137 b).

Remarques. (137 b)

1) Le vieux Parménide, en recommandant ces exercices, a pris soin de dire, en 135 d, qu'ils « avaient l'air de ne servir à rien » – et ici il dit que ce jeu est lourd de réalité. Il ne peut donc pas s'agir d'une gymnastique pure. En tout cas, Proclos, dans son Commentaire *In Parm.*, 6. 1052. 1, et dans sa *Théologie Platonicienne*, 1, 8 et 9, a exclu qu'il puisse s'agir d'un jeu sans âme, *apsychon*, d'un jeu irréel, *kénéèn tôn pragmatôn*. Et il

estime que le jeu qui va se dérouler engage simultanément les trois plans de l'âme :

logikos,	noetos,	entheastikos,
discursif,	intuitif,	inspiré,

ce qui recouvrirait, en somme, les niveaux qui sont évoqués par l'analyse de la ligne en *Rép.*, VI : il y aurait deux niveaux supérieurs et un au-delà qui serait l'Un-bien.

2) *L'océan de discours*, πέλαγος λόγων. S'il entreprend cette traversée, ce n'est évidemment pas dans le but de s'y noyer, ni pour s'y perdre ; pas davantage pour ne pas aller jusqu'au bout. Ce n'est ni un suicide métaphysique ni une aventure sans espoir et finalement sans profit. Au reste, il y a dans Platon un passage instructif – et Proclos (*Théologie Platonicienne*, 1, 9) y a pensé – c'est le *Théét.*, 183 a-184 a : « Car Parménide m'apparaît, comme le héros d'Homère (*Iliade*, 3, 172) vénérable à mon sens autant que redoutable. J'ai rapproché l'homme quand j'étais bien jeune encore, et lui bien vieux : il m'apparut alors voir des profondeurs absolument sublimes… Aussi redoutais-je que la teneur même de ses paroles ne nous restât incomprise et que sa pensée ne nous dépassât bien plus encore. » Et il y a encore un autre passage dans Platon, *Soph.*, 217 c, où Socrate engage l'Étranger d'Élée à choisir sa façon de procéder : « Que préfères-tu d'habitude ? Développer tout seul, dans un long exposé, la thèse que tu veux démontrer, ou bien user d'une méthode interrogative, celle dont, en un jour lointain, Parménide usa lui-même quand il développa des arguments merveilleux (λόγους παγκάλους) en la présence du jeune homme que j'étais, lui qui était alors très âgé ? » Pourquoi ces rappels, ces souvenirs comme éblouis, pour évoquer le souvenir d'un

simple exercice de logique ? Ça ne tient pas debout ! Il faut admettre que Parménide se jette à l'eau pour quelque chose. Mais à quelle rive abordera-t-il ?

3) D'autre part, ce qui pour nous est déconcertant, c'est le problème de l'un et du multiple dont nous avons perdu l'habitude – sauf à fréquenter les textes antiques. C'est un problème. Le problème qui a dominé l'antiquité. C'est au fond l'intuition d'une incomplétude, d'une imperfection du multiple par rapport à l'un et du devenir par rapport au stable. Chaque être multiple qui est perçu par un homme de ce temps l'est moins comme une richesse, comme une profusion que comme un aveu de pauvreté, d'indigence, puisqu'à chacun de ces êtres que nous isolons dans la multiplicité manque l'être de tous les autres. Périssable est l'être multiple, évanescente est sa représentation, limitée est sa surface. Et nous ne pouvons y investir d'attachement, d'intelligence qu'à proportion, puisque ce *n*'est *que* cela – et seulement pour un temps, fugace, incomplet, le multiple en appelle à l'Un, et de deux manières : pour se fonder et pour s'accomplir.

***

Commence maintenant la seconde partie du dialogue qui va de 137 c à la fin. (C'est le plus jeune qui répond, comme dans le *Ménon*).

C'est sa propre hypothèse que le vieux Parménide a choisie, à savoir la position éléate, l'unité de l'Être – et curieusement, tout au long de ce jeu de dialectique, il va y déceler des antinomies insolubles et va être amené à la dépasser. Il scie la branche sur laquelle il est assis. Bref, c'est Parménide lui-même qui est censé proposer une refonte de l'éléatisme. Le vieux poème de Parménide va engendrer un nouveau poème, où de l'Un (et même de l'au-delà de l'Un) on irait vers le multiple – un poème, comme dit J. Wahl, dont les chants ne seraient plus séparés mais unis.

Alors, il n'est pas question ici de reprendre les neuf hypothèses dans le détail, mais d'en indiquer le cheminement. Il faut d'abord observer que les hypothèses ne s'enchaînent pas en ligne droite, mais que chaque fois on revient au centre, et on repart sous un nouveau point de vue. Ce qu'il faut, c'est, bien sûr, voir en gros ce qu'apporte chacune des hypothèses, et ensuite soulever l'ensemble, afin de percevoir leur articulation – et j'allais dire de devenir sensible à leur rythme. « La signification doit être cherchée dans l'interconnexion des parties » (J. Trouillard, « Le *Parménide* de Platon... », *op. cit.*, p. 89).

1re hypothèse (137 c-142 a). Εἰ ἕν ἐστιν : ***Si l'Un est en tant qu'Un.*** Si l'Un a consistance d'être, si l'Un participe à l'οὐσία.

Parménide va dérouler tout l'enchaînement des conséquences qui s'en suivent. Ce sont, à y bien regarder, les 24 caractères de l'être en tant qu'être. Voici, en somme, ce qu'il faudrait accorder à l'Un pour le réaliser.

Si l'Un est un, il n'est pas multiple, il n'est ni tout ni partie (indivisible et intotalisable), il est ἄπειρον sans πέρας : indéterminé. Il est sans figure (donc pas sphérique : Parménide corrige Parménide). Il n'est ni dans un autre ni en soi-même (l'intériorisation le dédoublerait, donc l'anéantirait comme Un), il ne bouge pas, n'advient pas, et pas davantage n'est immobile ; il n'est ni Même ni Autre (ce qui inclurait la dualité), ni semblable ni dissemblable, ni égal ni plus grand ni plus petit, ni plus vieux ni plus jeune (non relatif à un moment de soi), il est hors du devenir, hors du temps – et tout cela l'exclut de l'être tout court. Bref, εἰ ἕν ἐστιν (137 c), οὐδαμῶς ἄρα ἔστιν τὸ ἕν (141 e) ; il n'a aucune espèce de part à l'être – donc il n'est pas comme Un, ou comme Un il n'est pas : renversement dialectique. Si l'Un est un, il n'est pas et il n'est pas un. « La position de l'unité divise cette unité et nous jette dans la pluralité » (J. Trouillard, *op. cit.*, p. 91). D'où alors : il n'a pas de nom, de définition, de science, de sensation, d'opinion : les degrés de la ligne de *Rép.*, VI, *in fine* ne le contiennent pas. L'Un est impensable (ni δόξα ni αἴσθησις ni ἐπιστήμη ni λόγος).

2e hypothèse (142 b-155 e) : ἓν εἰ ἔστιν. ***Si l'Un est, il est.***

On repart du début, mais sous un autre angle, dans une nouvelle perspective – mais sans pour autant oublier la première hypothèse : ici on met l'accent non plus sur l'unité comme telle, mais sur l'être qu'on lui accorde. Nous sommes en présence de l'Un-qui-est, de l'Un hypostasié d'où l'on voit le multiple littéralement jaillir (R. de Renéville). La connaissance est interminable et cela se comprend, puisque le monde du multiple étend à l'infini sa complication : on n'a jamais fini de *dire* la complexité de l'être, et l'être de la multiplicité. *Après le silence et la nuit de la 1re hypothèse, voici la plénitude de l'être et du penser*, et du dire. Alors on assiste successivement à la naissance des nombres (143 a-144 a) – et rappelons-nous que dans la perspective pythagoricienne, toute chose a son nombre – ; au morcellement de l'être dans la multiplicité : l'un est multiple, tout et parties, fini et indéfini ; au commencement et à la fin : l'être se morcelle en êtres ; l'Un se morcelle en uns. Du coup, l'Un-qui-est aura des extrémités ; il commencera et il finira, et il aura un milieu

– et il aura une figure. De ce fait, l'Un sera « en lui-même et en autre chose que lui-même » (145 b-e). Il est à la fois immobile (en soi) et mobile (puisqu'en un autre). Il sera identique à soi et différent de soi, identique aux autres et différent des autres. En 146 d-e intervient χρόνος, le temps (mais c'est la durée, qui s'oppose au moment, καιρός) ; toutefois c'est en 151 e-155 c que se déroulera le passage sur l'Un-qui-est et le temps. Participant à l'être, l'Un-substance participe au temps : c'est la position opposée à la 1re hypothèse, où l'Un-un était exclu de l'être et donc du temps.

Tel est ce passage sophistique sur l'Un-qui-est, qui de ce fait devient plus jeune et plus vieux que soi-même (152 a-c) et plus vieux et plus jeune que les autres choses (153 a-c) ; derrière ces paradoxes il y a les thèmes héraclitéens de la jeunesse qui se transforme en vieillesse : « C'est la même chose en nous, dit Héraclite, que la vie et la mort, la veille et le sommeil, la jeunesse et la vieillesse (καὶ νεόν καὶ γηραιόν), car ceux-ci se transforment en ceux-là et inversement ceux-là se transforment en ceux-ci » (Héraclite, DK, 88). Et sans doute « on ne peut pas se baigner deux fois dans le même fleuve. Il n'est pas possible de toucher deux fois une substance périssable dans le même état, car elle se décompose et se reconstitue de nouveau à travers la rapidité du changement, ou plutôt ce n'est pas de nouveau ni ensuite, mais bien en même temps qu'elle surgit et disparaît » (Héraclite, DK, 91). Dès lors que l'Un-qui-est est dans le temps, il a part à toutes les déterminations du temps, il fut, est, sera. On pourra avoir ἐπιστήμη et δόξα et αἴσθησις. Donc on pourra lui donner un nom et en faire l'objet d'un *logos*. Il est le domaine de la pensée.

En résumé, si l'on pose l'Un comme οὐσία, qu'en résulte-t-il pour lui-même, tant dans ses rapports à soi qu'avec les autres choses ? – On s'aperçoit que dans les mêmes conditions, l'Un peut recevoir comme attributs aussi bien l'un que l'autre des deux termes de la contradictoire. On se rend compte que l'on a assisté à la destruction d'une conception purement matérielle de l'Un.

Réflexions sur les deux premières hypothèses, l'une à conclusion négative, l'autre à conclusion positive.

Il faut penser la seconde sans oublier la première. On voit alors que l'Un hypostasié de la 2ᵉ hypothèse reçoit tous les caractères ontologiques qu'il repoussait dans la première. Proclos l'a souligné : autant de négations dans la première, autant d'affirmations dans la deuxième, si bien que les négations apparaissent comme génératrices des affirmations. « *La théologie négative* est la constitution d'une ontologie. Reconnaître l'ineffable dans la première hypothèse, c'est *déterminer* ce qu'il ne peut pas être, mais ce que doivent être ses dérivés. Le monde intelligible est la totalité des perfections que l'Un refuse, mais pose par le refus même. C'est parce que l'Un pur n'est aucun des caractères de l'être que l'Un qui est les réunit tous. La négation que profèrent les esprits se rapportant à leur origine sont pour eux autant d'auto-constitutions » (J. Trouillard, « Le *Parménide* de Platon… », *op. cit.*, p. 96).

On voit donc que le programme dialectique proposé par Parménide en 135 e-136 a n'a pas été suivi et que la 1ʳᵉ hypothèse a été en quelque sorte dédoublée : on a examiné un *Un* qui est *comme Un* – et un Un qui *participe* à l'essence, à l'οὐσία. Il y a là comme l'utilisation des deux sens du mot *il est* : le *il est* qui indique l'attribution, et alors *est* est une copule ; et le *il est* exprimant un jugement d'existence, alors *il est* veut dire *il existe*. Mais ici il y a plus encore : si vous prenez 142 b ligne 5, dans le début de la 2e hypothèse, vous vous apercevez que Parménide envisage la possibilité que l'Un soit (ἕν εἰ ἔστιν) et qu'il ne participe point à l'οὐσία (οὐσία δὴ μὴ μετέχειν), autrement dit que l'Un soit et qu'il ne participe pas à la réalité existante. Cela avait déjà été signalé à propos de la 1re hypothèse en 141 e 10 (οὐδαμῶς τὸ ἓν οὐσίας μετέχει). « Par conséquent, au lieu de se livrer à une analyse lexicale des deux sens du verbe être (attribution, jugement d'existence), Parménide et le jeune Socrate s'accordent à reconnaître qu'à la première fonction attributive de l'être, il faut ajouter la participation à l'existence, c'est-à-dire l'οὐσία. Aussi n'est-ce pas à deux hypothèses que Parménide va devoir faire face, mais dans le cadre de ces deux hypothèses, à un examen dédoublé, selon les deux valeurs du *il est* signifiant : il est ce qu'il est ; et ce qui existe ou a part à l'existence. » (J.-P. Dumont, « Modèle dialectique et modèle cosmologique... », *op. cit.*). Un peu plus tard, nous comprendrons mieux le pourquoi de cette investigation.

***

Nous avons donc, la dernière fois, examiné les deux premières hypothèses positives, si l'Un est en tant qu'Un (autrement dit si je parle de l'Un en lui conférant un statut ontique) et, deuxième hypothèse, si l'Un est (autrement dit s'il entre dans le circuit de l'οὐσία). Ces deux hypothèses positives aboutissent à des conclusions différentes :

la première, si l'Un (est) un, aboutit à une conclusion négative. Si je pense l'Un comme être-un, je suis contraint ipso-facto de le dédoubler, ce qui le fait s'évanouir comme un. L'Un est exclu de toute imagination d'un statut ontologique ;

la seconde, si l'Un est, alors il se met à se dédoubler en dyade, puis à disséminer l'unité aussi loin qu'il y aura de l'être, et nous assistons à la naissance d'une pluralité – autrement dit d'une infinité infiniment complexe d'unités dérivées qui n'ont en commun, précisément, que de participer à l'unité.

Si je rapproche les deux hypothèses, je remarque qu'elles ne s'annulent pas, mais qu'elles se complètent : les négations hyperboliques de la première semblent bien avoir comme conséquences la génération symétrique des affirmations de la seconde qui s'étendent à l'infini.

***

3e hypothèse (155 e-157 b). Si l'Un est et n'est pas.

Autrement dit, on récupère ici le résultat des deux précédentes hypothèses :

– si l'Un est un et multiple (2e hypothèse) ;
– si l'Un n'est ni un ni multiple (1re hypothèse), tout en considérant la participation au temps (2e hypothèse).

Nous avons dit d'abord : s'il est un, l'Un n'est rien.

Puis nous avons dit : s'il est, l'Un est tout, ou plus exactement si l'Un est un, l'Un n'est pas un ; si l'Un est multiple, il est un. Cela même exclut qu'on opte pour l'une ou l'autre, qui serait la position platonicienne : ce serait dissoudre le conflit en évacuant l'une de ses données. Et d'autre part, on ne peut pas le résoudre, ce conflit, en les conciliant.

Maintenant, dans la 3e hypothèse, l'Un nous apparaît comme tout *et* rien, et comme *ni* tout *ni* rien : c'est *la contradiction*, l'antilogie (qui d'ailleurs, dans le contexte ancien, est considérée comme liée au divin).

Mais à cette contradiction il faut en quelque sorte un siège ; il faut un sujet-Un en qui elle se passe, un dynamisme doté d'un minimum d'unité en qui elle opère. « Une contradiction ne peut exister que *dans une raison discursive ou successive*. Car la succession distingue et relie, unit et oppose les incompatibles, et ainsi les établit dans leur incompatibilité. Ce qui implique un centre dominateur non successif, mais en quoi il est impossible de s'enfermer. » (J. Trouillard, « Le *Parménide* de Platon... », *op. cit.*, p. 98).

Voyez 156 b : « Un donc et multiple, naissant et périssant, est-ce que sa naissance comme un n'est pas sa mort comme multiple, et sa naissance comme multiple sa mort comme un ? » Il y a là une réminiscence héraclitéenne :

« La vie du feu naît de la mort de la terre,
la vie de l'air naît de la mort du feu,
la vie de l'eau naît de la mort de l'air
et la terre naît de la mort de l'eau.

La mort du feu engendre l'air et la mort de l'air engendre l'eau. La mort de la terre fait naître l'eau, la mort de l'eau fait naître l'air, la mort de l'air engendre le feu, et inversement. » (Héraclite, frag. 76, DK).

« Notre vie naît de leur mort et leur vie naît de notre mort. » (Héraclite, frag. 77, DK).

Et cette contradiction dynamique se passe dans l'instantané, τὸ ἐξαίφνης, insécable portion du temps, insituable, ἀτοπός, « un point sans épaisseur » (J. Trouillard, « Le *Parménide* de Platon... », *op. cit.*, p. 98), qu'il faut se garder de confondre avec l'instant fluent, τὸ νῦν (2e hypothèse). « L'instant est une parcelle fluente du temps, alors que l'instantané est le principe intemporel de la durée. » (J. Trouillard, « Rencontre du néoplatonisme », *op. cit.*, p. 12). En ce point, au centre de ce foyer, l'Un n'est plus ce qu'il a été ; il n'est pas encore ce qu'il sera. Il est dans l'intermédiaire, μεταξύ, dans l'entre-deux, hors du temps.

Sur ἐξαίφνης, voir *Banq.* 210 e : la soudaine révélation du Beau dans sa nature merveilleuse (avec Diotime, c'est le sommet de la révélation) ;

Rép., VII, 515 d : on oblige le prisonnier de la caverne à se dresser soudain et à lever les yeux vers la lumière ;

Rép., VII, 516 e : le prisonnier, aux termes de sa rééducation, illuminé, est soudain aveuglé en retournant dans les ténèbres ;

Lettres VII, 341 d : quand on a longtemps fréquenté les problèmes, vécu avec eux, la vérité jaillit soudain comme la lumière jaillit de l'étincelle ;

Cratyle, 396 d e : « la sagesse, dit Socrate, qui soudain, à l'instant, vient de tomber sur moi, je ne sais d'où. » Et Hermogène lui répond : « j'ai tout bonnement l'impression que tu te mets à vaticiner comme ceux qui ont un accès d'inspiration divine (ἐνθουσιῶντες). »

Lois IX, 166 e : « … ceux qui, soudain et sans intention de donner la mort, causent la perte de quelqu'un dans un mouvement impulsif qui se déclenche à l'improviste… » (l'instant où l'on passe de l'involontaire au volontaire).

Ce non-être de l'instantané n'est pas un néant. C'est, ici, au fond comme Damascios le fera observer bien plus tard, le point central de la dialectique du *Parm.* (nous ne le comprendrons tout à fait qu'au niveau de la 5e hypothèse). L'instantané est le passage continuel de la première à la deuxième et de la deuxième à la première : il est l'unité qui unit les contradictoires par le fait que la pensée va incessamment de l'un à l'autre. C'est pourquoi les néoplatoniciens ont vu là précisément le troisième Un qui est *Âme*. Tel est donc le troisième temps : d'abord le plérôme des *négations*, puis le plérôme des *affirmations*, enfin la plénitude des *oppositions*.

Nous en sommes donc rendus, en ce point, à la situation suivante :

–1re hypothèse, positive à conclusion négative ;

– 2e hypothèse, positive à conclusion affirmative ;

– 3e hypothèse, positive et négative à conclusion affirmative et négative.

La dernière fois nous avons entrevu pourquoi Parménide – le Parménide du dialogue – ne suivait pas exactement le programme qu'il s'était tracé, et pourquoi la première hypothèse – si l'Un (est) Un – se doublait d'une seconde – si l'Un est – autrement dit, participe. Et nous avons vu que ces deux hypothèses, en fait, ne s'annulaient pas, mais correspondaient au plérôme des négations. À la première répond le plérôme des affirmations de la seconde, si bien que les négations de la première engendrent en quelque sorte les affirmations de la seconde qui s'étendent aussi loin que la multitude, c'est-à-dire à l'infini.

Quant à la troisième, si l'être est et n'est pas, elle nous a permis de progresser, en ce sens qu'elle maintient les deux premières à titre de contradiction. Or, pour qu'il y ait contradiction, il faut qu'il y ait un sujet qui la pense – et ce sujet, c'est l'âme rationnelle qui pose et unit les incompatibles et ainsi les établit dans leur incompatibilité.

Et cette contradiction, disions-nous, se passe dans l'instantané τὸ ἐξαίφνης (dont j'ai signalé la présence dans plusieurs dialogues), qui est comme le très impalpable point de toute initiation. Je le rapprocherais d'ailleurs du très grec καιρός, le moment unique à saisir, avant quoi tout vient trop tôt, après quoi tout vient trop tard καιρόν γνῶθι.

4e hypothèse (157 b-159 b). Si l'Un est, que sont les autres ?

Nous pouvons dire avec J. Wahl, que « les Hypothèses s'amassent, mais ne se détruisent pas » (*Étude…*, *op. cit.*, p. 172). L'existence de l'Un-être, de l'Un qui participe à l'οὐσία, entraîne des conséquences pour les autres-que-l'Un : il en est de positives, il en est des négatives. Ce sont les conséquences positives que considère la 4e hypothèse.

Si l'Un est, les autres choses sont autant de parties d'un tout organique : en 157 c, on oppose πολλῶν et ὅλου, multiplicité et totalité – celle par exemple d'un *tas* et celle d'un *tout*, celle d'un *amas* et celle d'une *totalité organique* où les parties se tiennent.

Or, être une totalité organique, c'est avoir une unité organisatrice, c'est participer de l'Un.

« Le fait, dit J. Wahl, que les autres choses ont des parties, les distingue de l'Un au premier abord, mais les en rapproche ensuite : il les distingue d'un *Un absolu*, il les rapproche d'un un relatif. » (*Étude…*, *op. cit.*, p. 173).

L'éléatisme rejoint ici le pythagorisme. On a encore avancé d'un cran. La 4e hypothèse débarrasse la 2e de ses contradictions. Dans la deuxième nous avons vu que les choses pouvaient chacune être une partie d'elle-même ; à présent leur statut devient sans contradiction, dès lors que *c'est d'un tout d'une tout autre nature qu'elles sont les parties* ; elles sont les parties d'un tout qui n'est plus pris au sens matériel, mais comme ἰδέα (157 e).

Le tout n'appartient plus au même genre que les parties. Du coup la participation (μέθεξις), s'éclaire ici, cette μέθεξις qui avait suscité toutes les difficultés que nous savons, les six objections de la première partie du *Parm.* : τοῦ ἑνὸς μυρίου καὶ (…) τοῦ ἑνὸς ὅλου (158 b)

(« les choses qui ont part à l'unité d'une partie tout comme celles qui ont part à l'unité d'un tout … »).

« L'autre que l'Un est un autre rien, aussi complet que l'Un en un sens. Cet autre, c'est chaque Idée considérée en elle-même et considérée en même temps comme participant à l'Un. » (J. Wahl, *Étude…*, *op. cit.*, p. 176). Les autres-que-l'Un sont les parties d'un tout organique. Ici on les voit, *illimitées dans leur essence et recevant une limite réciproque*.

On voit donc apparaître ici πέρας κ'ἄπειρον, la limite et l'illimité : une matière indéfinie, considérée au stade où elle reçoit de l'Idée sa limite, sa forme. C'est là que les néoplatoniciens situeront le monde animé (et donc l'Âme du monde dans sa fonction animante).

Ressemblance et dissemblance s'appliquent maintenant sans contradiction dès lors que ce n'est plus du même point de vue qu'elles apparaissent semblables et dissemblables.

Voir 158 c : « dans la mesure précisément où toutes participent à la limite, toute présentent par là le même caractère » (trad. L. Brisson).

Du coup, le réel devient cohérent, il se laisse penser sous l'unité. L'Un est ici une Idée, l'Idée est une unité. On comprend que le monde est multiple, et les néoplatoniciens diront que toute multiplicité procède de l'Un et tend vers l'Un.

La 4e hypothèse est donc positive à conclusion affirmative.

5e hypothèse (159 b-160 b). Si l'Un est, que ne seront pas les autres ?

On repart selon la formulation de la 1re hypothèse : ἕν εἰ ἔστιν (137 c). Dès lors il n'y a pas de totalité dans laquelle seraient englobés à la fois l'Un et les autres :

entre 157 b et 159 c, j'observe quatre fois χωρίς qui veut dire « à part ». Dépourvu de parties, l'Un ne sera dans les autres ni comme tout, ni « par parties ». Il n'y aura donc aucune μεθέξις, aucune participation. Dans ces conditions, les autres choses ne seront ni unes ni plusieurs, dès lors que la dissolution de l'idée d'unité entraîne la dissolution de l'idée de pluralité. Toute pluralité implique déjà l'Un. « De même, dit J. Wahl, que nous avons vu tout à l'heure [6*] ce que seraient les choses sans l'Un – une multiplicité indéfinie –, de même nous voyons ce que serait l'Un sans les choses ; une unité infinie, et ces deux infinités de genre différent quand elles viennent s'appliquer l'une sur l'autre, produisant la limite » (*Étude*..., *op. cit.*, p. 181).

Dans cette perspective, on ne peut appliquer aux choses aucun attribut. Que dirait-on de ce qui est radicalement privé d'Un ? – C'est là que les néoplatoniciens situent la matière.

Nous avons donc ici une hypothèse positive à conclusion négative. Augustin dira : *nihil aliquid* [7*] [8*] ; les scolastiques diront : *nec quid, nec quale*, *nec quantum*. On remarquera que la dernière phrase conclut la 2e et la 1re hypothèses – à quoi correspondent, il est vrai, les 4e et 5e. – La 2e (le tout) correspond à la 4e (le tout) et la 1re (indétermination de l'Un) correspond à la 4e (indétermination de la matière).

Ces dernières fois, nous avons vu le déroulement des cinq hypothèses positives :

– si l'Un est Un, qu'en résulte-t-il pour lui ? S'il se met à être, il n'est plus ;

6* à propos de la 4e hypothèse (L. J.).
7** rien d'aucune sorte, rien du tout.
8*** ni substance, ni qualité, ni quantité.

– si l'Un est, s'il participe, qu'en résulte-t-il pour lui ? Il s'étend comme un dans la multiplicité de l'être et jusqu'à son extrême ;
– si l'Un est et n'est pas, hypothèse contradictoire qui donc suppose une forme d'Un pour la maintenir, il sera tout à la fois un et multiple : naissant comme un, il meurt multiple, et naissant comme multiple, il meurt comme un selon un processus incessant auquel la pensée ne peut qu'accéder qu'ἐξαίφνης ;
– si l'Un est un, qu'en résulte-t-il pour les autres ? Positivement d'abord : les autres-que-l'Un acquièrent ce degré d'unification qui les organise selon le tout et la partie. Les choses deviennent partie d'un Un-idée. Illimitées dans leur essence, elles reçoivent les uns des autres une limite réciproque. L'un est idée, l'idée est unité. Le nombre est pensable ;
– si l'Un est un, qu'en résulte-t-il négativement pour les autres ? Exclu de toute partition possible, de toute participation, l'un abandonne les non-un à leur absolue dispersion. Nous sommes dans la dispersion matérielle pure, sans signification.

Voilà donc pour les cinq premières hypothèses, qui sont positives. Suivent quatre autres hypothèses, négatives, que nous ne ferons que survoler, car elles se présentent en fait comme des vérifications.

6e hypothèse (160 b-162 b). Si l'Un n'est pas, quelles conséquences pour lui ?

C'est la critique de l'idée de néant – que le *Soph.* complètera. En somme, l'Un n'est pas et il est cependant objet de pensée. Voyez 160 b-d : il y a donc quelque chose comme une γνῶσις de ce μη εἶναι, il y a une ἐπιστήμη de l'Un-qui-n'est-pas, et de son altérité. On lui reconnaît, à ce néant, une ἑτεροιότης…

On reconnaît ici l'argumentation sophistique de mode à l'époque. On en aura un écho, involontaire, au Moyen Âge (Anselme).

Voyez 161 e-162 b : même le non-être participe de l'être et l'être participe du non-être, tellement l'idée d'être est générale, tellement sont impliqués l'un dans l'autre, l'être et le non-être. Voyez 162 a b : « c'est en participant à l'être de l'être-étant et au non-être de l'être-non-étant, que ce qui est pourra réellement être. » Nous touchons le domaine de *l'apparence*. Au fond, en disant que le non-être d'une certaine manière *est*, Parménide dans le dialogue détruit son propre axiome, celui du *Poème*, à savoir que le « non-être n'est pas (οὐκ ἔστιν μὴ εἶναι) » (lire l'admirable passage de J. Wahl, *Étude*..., *op. cit.*, p. 188-189).

7e hypothèse (163 b-164 b) pose que *l'Un n'est pas*, de façon absolue : « *S'il n'y a pas d'Un* ». Alors, la question est de savoir : que n'est-il pas ? Bref, la 6e hypothèse posait la conclusion comme *relative*, la 7e la pose comme *absolue.* Dès lors, l'Un n'est sujet d'aucune détermination. Il n'est même pas objet de pensée. On a un rien pur et simple. J. Wahl dit très finement : « Il y a un néant qui n'est absolument pas, il y a un fond de négation qui subsiste après que l'on a montré qu'une grande partie de nos négations peuvent se traduire en affirmations... » (*Étude*..., *op. cit.*, p. 188).

La 8e hypothèse (164 b-165 e) se demande : *si l'Un n'est pas, que seront les autres* ? Dès lors que l'Un n'est pas, l'altérité ne peut pas se dire par rapport à lui ; elle ne peut se poser qu'entre les autres que l'Un : c'est seulement *mutuellement* (ἀλλήλων, 164 c 5) que les autres peuvent être autres. Bref, les autres choses ont du moins l'essence de leur réciproque altérité, et c'est là que se projette l'apparence de toutes les déterminations.

Voir en 164 d le beau passage sur le rêve.

Dans cette hypothèse négative, le « chacun » (ἕκαστος) (n')est (que) phénomène (φαινόμενος). Chaque chose n'est chacune – et donc une – qu'en apparence, puisque par hypothèse il n'y a pas d'unité.

Alors, c'est l'étrange déroulement de toutes les apparences : apparence de nombre, apparence de parité, d'imparité, d'égalité, etc. Notons au passage que, sans l'Un, le pythagorisme s'évanouit dans l'apparence, le fantomatique.

En 165 c, σκιαγραφημένα : un tableau en perspective ; je dirais : « en trompe-l'œil ». En effet, σκιαγραφία, c'est une peinture où l'ombre et la lumière sont astucieusement disposées, de façon qu'apparaisse le relief. Elle est prise en exemple, chez Platon : *Théét.*, 208 e ; *Soph.*, 235 e-236 b ; *Rép.*, X, 602 c d ; *Phil.*, 41 e-42 a. Platon évoque ici un monde d'où toute unité aurait disparu.

Enfin, ***9e hypothèse (165 e-166 c).*** *Si l'Un n'est pas, que ne seront pas les autres ?* – Nous retournons au non-être absolu. Les autres ne seront ni un ni plusieurs (le plusieurs impliquant l'Un) ; leur totalité non plus ne sera rien. Nous voilà dans l'inimaginable pur. Que concevoir sous l'absence de forme de l'unité ? Ni ressemblance, ni différence, ni contact, ni séparation. L'apparence même n'est plus : οὐδέ γε φαίνεται (166 a).

***

En récapitulant les cinq hypothèses positives, en 160 b, Parménide déclare : « Ainsi donc, si l'Un est, l'Un est tout et il n'est rien à la fois, que ce soit par rapport à lui-même ou par rapport aux autres. » Quant aux hypothèses négatives il conclut ainsi en 166 b c : « Donc en disant sommairement : si l'Un n'est pas, rien n'est, nous ne dirions rien d'inexact. »

Au fond, cela revient à dire : *Si l'Un est*, il se donne une condition antithétique. Maintenant, *s'il n'est pas*, il n'y a pas de contradiction ni de question, puisque tout disparaît, tout s'évanouit dans le rien !

Nous pourrions évidemment nous en tenir là, mais rappelons-nous qu'en construisant son enfilade d'hypothèses, Parménide n'a pas fait exactement comme il avait annoncé en 136 a-c. Normalement en effet, on aurait dû avoir, je vous le redis :

- L'*Un*
  - S'il est, que s'ensuit-il
    - - pour l'Un
    - - pour les autres
      - un autre
      - plusieurs
      - tous
  - S'il n'est pas, que s'ensuit-il
    - - pour l'Un
    - - pour les autres
      - un autre
      - plusieurs
      - tous

En fait, ce n'est pas cela qu'on a constaté, et je vous ai signalé que la première hypothèse se dédoublait en quelque sorte, et c'est à la participation à l'οὐσιά que divergeaient les deux premières hypothèses. Comme l'a bien montré J.-P. Dumont (« Modèle dialectique et modèle cosmologique… », *op. cit.*), si l'examen des hypothèses positives (les cinq premières) introduit un ordre non prévu par le modèle *dialectique* annoncé, c'est en fait afin de rejoindre « un autre modèle, *cosmologique* celui-là, qui est celui de la *Rép.*, VI, 509 d (analogie de la ligne).

Si nous appliquons au *Parm.* le modèle de la *Rép.*, nous voyons que les cinq hypothèses se répartissent ainsi :

1) À l'Un-un (Un ineffable, sans participation à l'οὐσία) correspond l'ἀγαθός qui est dit en *Rép.*, VI, 509 b 8, ἐπέκεινα τῆς οὐσίας (1re hypothèse).

2) À l'Un qui est, à l'Un multiple, à l'Un-totalité, correspondent les νοητά supérieurs, c'est-à-dire les objets du νοῦς, de l'Intellect (2e hypothèse).

3) À l'Un-et-multiple, au Multiple totalisé de la 3e hypothèse correspond les νοητά inférieurs appréhendés par la διάνοια : les objets mathématiques, les nombres (mais les nombres ayant, comme chez les pythagoriciens, une responsabilité dans l'organisation du *cosmos*).

4) À la 4e hypothèse (qu'advient-il des autres τὰ ἄλλα lorsque l'Un participe à l'οὐσία ?) correspond la troisième partie de la ligne en partant du haut, autrement dit les objets les plus élevés du monde sensibles (bêtes, végétaux, objets fabriqués) : ce sont les objets de la πίστις (croyance), plus multiples qu'uns, mais participant quand même à l'unité.

5) À la 5e hypothèse correspond le tout dernier segment de la ligne, les objets abandonnés à l'imagination – et dont on sait qu'ils demeurent mal discernables, précisément parce que leur participation à la vérité est trop lointaine : *Rép.*, VI, 511 e 4. « C'est, dit J.-P. Dumont, le lot des apparences multiples, lorsque l'Un cesse de participer à l'οὐσία et permet à l'existence de se diluer dans une multiplicité délaissée ou abandonnée à elle-même. » (« Modèle dialectique et modèle cosmologique… », *op. cit.*, p. 37).

Rép., VI, 509 d *et sq.* Tableau récapitulatif

	Degré de l'être		Degré du connaître	
	Sup.	C		
	Idées	E	Connaissance à la lumière du Bien	
Monde intelligible	Inf.	E		Connaissance intellectuelle
	Objets mathématiques	E	Connaissance discursive	
		B		
	Objets sensibles	D	Croyance, perception	
Monde sensible		D		Connaissance sensible ou opinion
	Ombres et mirage	A	Vision irréelle ou conjoncturelle	

On voudra bien remarquer, dans le tableau, que les objets hiérarchisés sont inséparables de la hiérarchie épistémologique qui leur correspond. Il y a une possibilité de remontée du plus bas vers le plus haut, que les néoplatoniciens regarderont comme la récupération de la descente du haut vers le bas, qui constitue la procession : *proodos*, *épistophè*, procession-purification selon les degrés.

Citons encore J.-P. Dumont : « Ainsi l'objet principal du *Parm.* serait de retrouver par la voie dialectique le modèle cosmique construit dans la *Rép.* Par le seul recours à l'analogie… Le dialecticien abandonné à lui-même finit par découper dans un espace logique des régions identiques à celles dont la *Rép.* a reconnu l'existence. » (« Modèle dialectique et modèle cosmologique… », *op. cit.*, p. 38).

Le « jeu de la réalité » dont parlait Parménide avant son exercice pénible s'exerçait donc dans un autre espace, cosmologique. « La clé du *Parm.* est à chercher, comme l'a vu Plutarque d'Athènes, dans le recours implicite au modèle de la *Rép.* La dialectique éléate, impuissante en elle-même à forger un modèle cosmologique, a pour fonction de logiciser le modèle cosmologique, et de proposer une solution dialectique au problème de la participation. » (« Modèle dialectique et modèle cosmologique… », *op. cit.*, p. 42).

Le fait que les cinq hypothèses positives constituent un tout est corroboré par leur articulation même, comme Chaignet l'a découvert dans son édition de 1897 des fragments de Damascios (A. E. Chaignet, *Damascius le Diadoque, Problèmes et solutions touchant les Premiers Principes*, 3 vol., réimp. Bruxelles, 1964) : les cinq hypothèses s'articulent comme des strophes d'un poème pentateuque : la 1re correspond à la 5e ; la 2e à la 4e, et ces deux couples se récapitulent en s'opposant dans la 3e, qui est la mésode :

1re hyp.	positive	à conclusion	négative : A
2e ---	positive	---------------	affirmative : B
3e ---	positive et négative	---------------	affirmative et négative : C
4e ---	positive	---------------	affirmative : B'
5e ---	positive	---------------	négative : A'

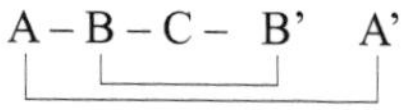

L'harmonie secrète des hypothèses du *Parménide*

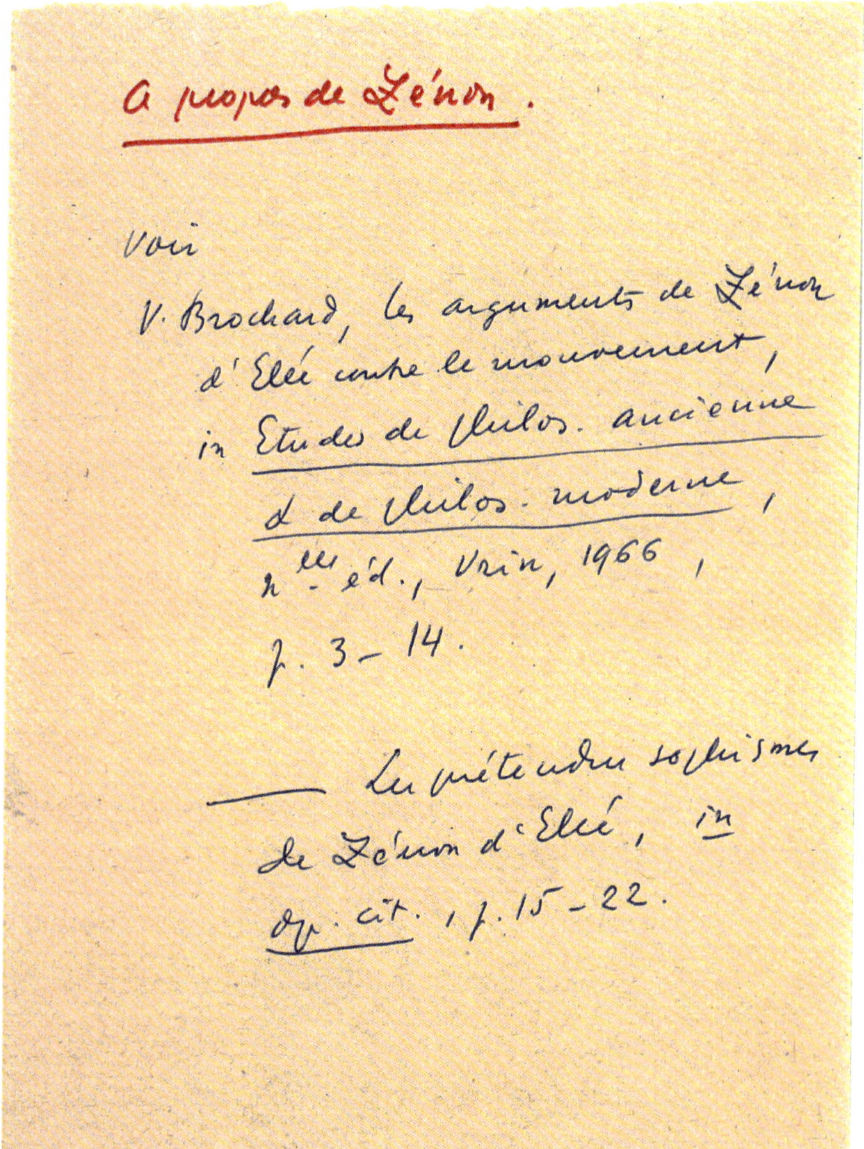

A propos de Zénon.

voir

V. Brochard, les arguments de Zénon d'Elée contre le mouvement, in *Etudes de Philos. ancienne et de Philos. moderne*, nlle éd., Vrin, 1966, p. 3-14.

— Les prétendus sophismes de Zénon d'Elée, in *op. cit.*, p. 15-22.

Les arguments de Zénon, p. 30

La dernière fois, j'étais revenu un instant — en raison de son importance — sur l'exégèse de Moderatus de Gadès, qui entend lire le Parm. kata tous pythagoreious, et qui y voyait un premier Un au-delà de l'être, un second Un, qui est réellement être, et un troisième relatif à l'âme : nous reconnaissons là un schéma coïncidant avec ce que nous savons des 3 hyp. du Parm. — d'autant plus que l'exégèse de Moderatus se poursuit vers la nature et vers la pure matière. Les 5 hypothèses + y sont donc dans l'ordre.

J'insistais aussi la dernière fois sur un autre texte important pour notre lecture du Parm. qui est la fameuse lettre II de Platon à Denys, lettre fausse, émanant probablement, selon le dernier état de l'érudition — j'ai donné les références — du milieu néopythagoricien contemporain de la fin des Julio-Claudiens et du début des Flaviens. Cette soi-disant lettre II contient le passage fameux des trois rois, qui chacun ont leur souveraineté ; des trois rois qui exercent leur souveraineté selon une hiérarchie. Or l'importance de cette fausse lettre, que chacun croit vraie, c'est qu'elle est reprise et invoquée un peu partout dans le platonisme postérieur comme donnant la position de Platon. Cela dit, j'en arrive à Albinos...

PLATON

« l'exercice purement formel du *Parménide* nous offre un exemple de cette dialectique sans objet, qui ne tend qu'à assouplir l'esprit en épuisant toutes les possibilités logiques ».

R. Schaerer, *Dieu, l'homme et la vie d'après Platon*, p. 101

sans commentaires !

Très proche d'Albinus, du moins de l'*Epitome*, il y a les textes de l'africain Apulée de Madaure (120-180 : un contemporain de Marc-Aurèle). Il se dit lui-même « philosophus Platonicus » – ce que confirme une inscription sur le socle d'une statue que lui ont dédiée ses contemporains, qui le regardaient comme « l'ornement de la ville ». Il a écrit dans le style de l'*Epitome* d'Albinus le *De Platone et eius dogmate*. Il a également écrit un *De deo Socratis*. Il faut lire

pour le plaisir – les *Métamorphoses* = sous couvert de raconter les mésaventures d'un certain Lucius, changé en âne par sa maîtresse Pamphile à la suite d'une regrettable erreur de bocal, expose de façon allégorique (et combien truculente !) les tribulations de l'âme embourbée dans la chair + Le livre s'insère dans un contexte mystique, puisque Lucius ne retrouve sa forme première qu'en bouffant la couronne de roses du célébrant, lors des mystères d'Isis et Osiris = comprenons que l'âme doit recevoir l'initiation pour retrouver sa forme originelle par-delà ses tribulations charnelles. Apulée a d'ailleurs introduit dans les *Métamorphoses* l'admirable épisode d'Eros et Psyché (*Méta.* 4.28 ; 6.24) : en punition de son excessive beauté, la jeune Psyché est exposée à un monstre.

mais Éros ~~passe par là~~ et tombe amoureux de la jeune fille. Il l'emmène dans un palais de rêve, où il la comble de bonheur, mais elle doit respecter une condition : ne jamais voir le visage de son merveilleux époux. Un jour, elle contrevient à cet ordre sacré, en éveillant l'Amour endormi : une goutte d'huile y a suffi, tombée de sa lampe. Chassée par le dieu, elle devra elle aussi passer par toute une série d'épreuves imposées par Vénus — et notamment une descente aux Enfers. Mais tout se terminera au mieux, puisqu'elle triomphera des épreuves, épousera Éros dont elle aura une fille qui répondra au nom de Volupté (ce qui est un très joli nom de fille). Il ne fait pas de doute que derrière tout cela, il faut voir une odyssée de l'âme selon la philosophie platonicienne. Et là nous retrouvons le droit fil qui avoue la pensée de Platon et les mystères sacrés — même si le conte est dit par une vieille femme ± saoûle.

Tout cela est imprégné d'influences orphiques et pythagoriciennes — et aussi de réminiscences d'un peu tous les systèmes en vogue à cette époque. Je signale qu'on retrouve chez Apulée la doctrine des trois Providences que soutenait Plutarque (*De Platone*. I.12). Quant au *De Platone*,

Sur Apulée, p. 133-137

15

soudainement (ἐξαίφνης), comme s'allume une lumière lorsque jaillit la flamme, ce savoir se produit dans l'âme et, désormais, il s'y nourrit tout seul, de lui-m. » (341 c-d).

De m. : « C'est pourquoi tout homme sérieux se gardera bien de traiter par écrit des questions sérieuses et de livrer ainsi ses pensées à l'envie et à la bêtise de la foule »; et il ajoute : « quand on voit un écrit, il faut se dire que l'auteur n'a pas pris cela bien au sérieux s'il est sérieux lui-même, et que sa pensée reste enfermée dans la partie la plus précieuse de l'écrivain » (Lettre VII, 344 c-d). De même la longue tirade du Phèdre 275 c-e et 277 d et s. contre l'écriture, qui ne peut avoir d'utilité que pour provoquer la réminiscence chez les gens qui savent déjà (rafraîchir une présence). Plotin use de la méthode dialectique (par opp. à rhétorique) (voir en 13)

ὡς ἂν αὐτοὺς ζητεῖν ---
κατὰ τὸ τρίτον τῆς Φιλίππου βασιλείας.

Philippe dit l'Arabe (il était Ituréen) a été le successeur de Gordien III (on a prétendu – mais rien de sûr – qu'il l'avait assassiné pour prendre sa place). Ce Philippe a régné de 244 à 249, ... le millénaire de

C'est sous son règne, en 248, que sera célébré à Rome, avec un faste extraordinaire : les jeux solennels ont été célébrés sur le thème de l'*Aeternitas*, de la *Renovatio*, de la *Felicitas temporum*. (Jerphagnon, *Vivre*... p. 173). C'est donc en 246 que cet Amelios débarqua à Rome, et y demeura jusqu'à la 1re année de Claude II (268-270), donc jusqu'à (mai-juin) 269. Quant à l'école de ce Lysimaque, on ne sait rien : Longin le donne pour stoïcien (20.47).

πάντα τὰ Νουμηνίου ...

Ce Noumenios (voir, en aug. des fragments éd. par le P. des Places, coll. Budé, 1973) était un Syrien d'Apamée, adonné à de hautes spéculations à partir des textes de Platon. On ne sait à peu près rien de lui : il aurait vécu dans la 2e moitié du 2e s. Il fait partie de ces gens dits « moyens-platoniciens » qu'on connaît encore assez mal. Il aurait écrit ce Περὶ τἀγαθοῦ dont il nous reste des morceaux. Il aurait de même pondu un traité *Sur l'infidélité de l'Académie à Platon*, et — aux dires d'Eusèbe — un autre *Des secrets de Platon*.

Commentaire à la *Vie de Plotin*, p. 167

16 b

Voici les dates relatives aux traités, telles qu'elles ont été vérifiées par J. Igal, La cronología de la Vida de Plotino de Porfirio, Univ. de Deusto, 1972, p. 125.

…/0	Tratados 3 (III, 1) y 4 (IV, 2).
/7	Tratado 5 (V, 9).
/8	Tratados 6 (IV, 8), 7 (V, 4) y 8 (IV, 9).
/9	Tratado 9 (VI, 9).
60	Tratados 10 (V, 1) y 11 (V, 2).
1	Tratado 12 (II, 4).
…2	Tratados 13 (III, 9) y 14 (II, 2).
	La "séance" en el Iseo (*Vida*, 10, 15-33).
	Tratados 15 (III, 4), 16 (I, 9) y 17 (II, 6).
	Año 10.º del reinado de Galieno. Plotino anda alrededor de los 59

V,7 I,2 I,3 IV,1 bis

5. γράφει...

Il écrivit alors (même vérif. par J. Igal) :

262/3	Año 10.º del reinado de … 59 años
	Tratados 18 (V, 7), 19 (I, 2), …
263	C. Julio-Agosto: Porfirio llega a Roma a la edad de 30 …

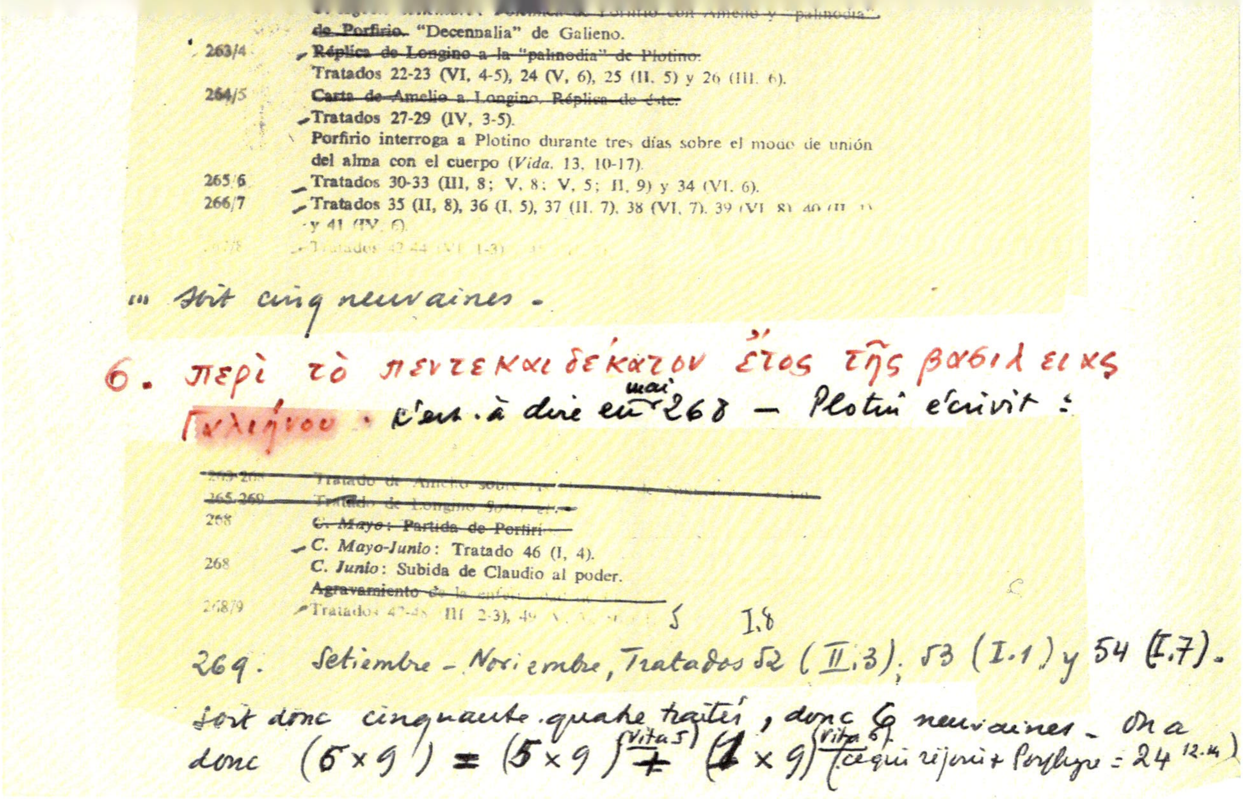
de Porfirio. "Decennalia" de Galieno.

263/4 Réplica de Longino a la "palinodia" de Plotino.
Tratados 22-23 (VI, 4-5), 24 (V, 6), 25 (II, 5) y 26 (III, 6).

264/5 Carta de Amelio a Longino. Réplica de éste.
Tratados 27-29 (IV, 3-5).
Porfirio interroga a Plotino durante tres días sobre el modo de unión del alma con el cuerpo (*Vida*, 13, 10-17).

265/6 Tratados 30-33 (III, 8; V, 8; V, 5; II, 9) y 34 (VI, 6).

266/7 Tratados 35 (II, 8), 36 (I, 5), 37 (II, 7), 38 (VI, 7), 39 (VI, 8), 40 (II, 1) y 41 (IV, 6).

... soit cinq neuvaines.

6. περὶ τὸ πεντεκαιδέκατον ἔτος τῆς βασιλείας Γαλιήνου. c'est-à-dire en mai 268 — Plotin écrivit :

268 C. Mayo: Partida de Porfirio.
C. Mayo-Junio: Tratado 46 (I, 4).

268 C. Junio: Subida de Claudio al poder.
Agravamiento de la enfermedad...

268/9 Tratados 47-48 (III, 2-3), 49 ... 5 ... I, 8

269. Setiembre - Noviembre, Tratados 52 (II, 3); 53 (I, 1) y 54 (I, 7).

Soit donc cinquante-quatre traités, donc 6 neuvaines. On a donc (6 × 9) = (5 × 9) (Vita 5) + (1 × 9) (Vita 6) (ce qui rejoint Porphyre : 24 12.14)

Les traités de Plotin, p. 142

On remarque dans tout ce passage que Plotin avait de bonnes amitiés dans le haut milieu romain. D'autre part, on peut rapprocher les passages suivants :

- à propos du médecin Zéthus, il est dit qu'« il s'occupait des affaires publiques avec une ardeur que Plotin s'efforçait de contenir ». πολιτικὸν δὲ ὄντα καὶ ῥοπὰς (ῥοπή, ῆς : action de pencher vers, impulsion) etc.

- à propos de Firmus (Castricius) : il vénérait Plotin, bien qu'il eût choisi la carrière des fonctions publiques οὐ τὸν πολιτικὸν ἠρημένος βίον. {il avait ~~perdu en~~ gagné en agilité ce qu'il avait perdu en sens civique}.

- Le passage sur Rogatianus, le sénateur podagre qui abandonne tout sur-le-champ pour se consacrer à son âme ...

- Voy. à ce propos ce que dit Porphyre, De abst. I.37 et passim : plaidoyer porphyrien pour la souveraine liberté du philosophe à l'égard de l'activité politique. {Voilà qui permet de mesurer l'évolution des esprits dans le monde romain ! S'abstenir des affaires publiques équivalait à un suicide civique (cf Sénèque ...) -

8. οὐδὲ ἅπαξ ...

Tout ce passage confirme le climat platonicien (et néo-pythagoricien) de l'ensemble : on s'attache peu à l'écrit qui, tout au plus, sert à se ressouvenir, à se mettre en disposition. Il y a même un mépris profond de l'incarnation ~~[illegible]~~ de la pensée dans cette forme de multiplicité — donc de dégradation qu'est la matière : ~~lettres~~, lignes, pages.

Voir plus loin, en 13 : λέξεσιν ἐξαμαρτάνων.

ἔγραφε δὲ οὔτε ... Plotin est donc resté « étranger » et n'écrit pas en grammairien ni en rhéteur. Il ne craint même pas les fautes d'orthographe (ni les défauts de prononciation ...) : tout cela est sans doute pour lui indifférent, puisqu'il ne s'attache qu'au sens (νοῦ).

ἐθαυμάζομεν : trad. par étonnement plutôt que par admiration, car il n'y a rien là d'admirable. C'était plutôt scandaleux à une époque où l'on était très attaché à la forme (Période brillante de la seconde sophistique !)

La note de Bréhier est à prendre en compte (p. 11 n. 1).

Lecture de Plotin, p. 172-174

~~De plus~~ En outre, Porphyre précise que Plotin avait de naissance quelque chose de plus que les autres :
κατὰ γένεσιν πλέον τι ἔχων παρὰ τοὺς ἄλλους.
Un prêtre égyptien l'entraîne dans le temple d'Isis à Rome, et se livre à une démonstration magique : il est révélé aux yeux(?) [...]ace que Plotin a un *daimon* pas comme les autres, hors classe, puisqu'il est de la race des dieux. Autrement dit, l'être supra-naturel qui est censé assister Plotin est du niveau de l'Intelligence purement contemplatrice, du νοῦς, ce qui confère à Plotin une supériorité sur tous.
C'est cela qui compte, dans cet épisode, et non le contexte plus ou moins théurgique. En effet, Plotin dit lui-même, en 3.4.6, que l'âme, une fois séparée du corps — du moins quand il s'agit d'un sage, « s'élève au-dessus de la nature démonique : τὴν δαιμονίαν φύσιν ὑπερβεβηκέναι ».
Rapprochez cela des deux passages que je vous ai signalés plus haut, *Vita* 13 et *Vita* 2.
Et il y a aussi un passage des *Enn* (6.9.11) qui, reprenant cette même imagerie sacerdotale, remet les choses au point :

« Ce sont là images et énigmes ~~par~~ qui les sages parmi
les révélateurs expliquent la nature de la vision du dieu
d'en haut. Mais si le prêtre est sage, comprenant l'énigme,

…uthentique la vision qu'il y contemple. Et même s'il ne pénètre pas dans le sanctuaire, sachant que le vrai sanctuaire est une réalité invisible, source et principe, il saura que par le principe on voit le principe et qu'au semblable s'unit le semblable, ne négligeant rien de tout ce que l'âme peut contenir de divin […]. Ainsi l'âme n'ira pas vers autre chose qu'elle, mais vers elle et elle ne sera donc en rien d'autre qu'elle mais en elle-même » Enn. 6.9.11

Porphyre note que Plotin a écrit là-dessus un traité spécial, *Sur le Démon qui nous a reçus en partage* : C'est le 3.4, écrit en 261-262.

Le passage suivant, touchant la dévotion du bon Amelius, qui ne ratait jamais un office, montre assez que Plotin avait situé son contact avec le divin bien au-delà des manipulations de ce genre et même des manifestations de la religion sociologique.

11. On ne prête qu'aux riches. Sur sa lancée, Porphyre prête à Plotin quelque chose comme un don de double vue, alors qu'il s'agit sans doute d'une grande habitude de discernement : reconnaître un voleur, un adolescent amoureux ou déprimé… Toutes choses, mais tout à la portée d'un homme habitué à observer,

Lecture de Plotin, p. 178-181

(*)

Gnose

C'est « une expérience », on se réfère à une éventuelle expérience intérieure, appelée à devenir état inamissible, par laquelle, au cours d'une illumination qui est régénération et divinisation, l'homme se ressaisit dans sa vérité, se ressouvient et reprend conscience de soi, i.e., du même coup, de sa nature et de son origine authentiques ; par là il se connaît ou se reconnaît en Dieu, connaît Dieu et s'apparaît à lui-même comme émané de Dieu et

étranger au monde, acquérant ainsi, avec
la possession de son « moi » et de sa condi-
-tion véritables, l'explication de sa destinée et
la certitude définitive de son salut, se dé-
-couvrant comme être — en droit et de toute
éternité — sauvé »

H.-Ch. Puech, *En quête
de la gnose*, I. Galli-
-mard, 1978, p. 190.

Sur la Gnose, note 22, p. 192

L'astrologie est une science répandue à
l'époque dans le monde romain, depuis
la fin de la République. Les mathématici[ens]
— de provenance alexandrine le plus souvent —
étudiaient les signes du zodiaque et en
tiraient des horoscopes, que l'on regardait
comme déterminants.
Tibère avait le sien ~~Tras~~ Thrasyllos,
qu'il gardait à Capri auprès de lui.
Balbilus conseillera Néron ... Importance
de ces gens au point de vue politique : on
se livrait à des spéculations sur la desti-
-née des Césars, sur leur succession ... et
cela alimentait rumeurs et complots.
Profession à haut risque — et surveillée.
Claude les avait virés de Rome
Beaucoup de ces gens-là étaient des far-
-ceurs, mais certains avaient du crédit.
Ils servaient aussi de météorologues
(important dans des civilisations agraires).

cf les mystères astrol. sous-jacents à la
destinée des princes, J. Gagé, Basileia
Les Césars, les rois d'Orient et les mages,
Les Belles Lettres, 1968.

L'astrologie, p. 186-187

II

L'EXÉGÈSE DU *PARMÉNIDE*

Il faudrait d'ailleurs dire *les* exégèses pour être exact, et ces lectures dépendent de l'évolution du Platonisme dans la – ou plutôt dans *les* – tradition(s).

On sait ce qu'il est advenu de Platon dans une certaine tradition qui est celle de l'Académie, autrement dit de l'école que Platon avait fondée dans le quartier du Keramikos, au lieu dit « Les jardins d'Akadémos ». Les successeurs de Platon, Speusippe son neveu, Xénocrate, Polémos, Cratès, continuèrent à enseigner du Platon, fût-ce en le bricolant quelque peu, précisant tel point, éclairant tel autre. Cela va, en somme, de la mort de Platon en 347, à la prise en main de l'École par Arcésilas en 268 : en gros 80 ans qui couvrent le temps de ce qu'on appelle couramment *l'Ancienne Académie*.

Il est difficile de savoir au juste le devenir du *Parménide* parmi l'ensemble des dialogues de Platon, sauf à recueillir de ci de là des indications éclairantes sans doute, mais délicates, voire impossibles à synthétiser. C'est ainsi qu'Aristote, *en Métaphysique*, Z, 1028 b 21-24, déclare ceci : « Selon Platon, les Idées et les Choses mathématiques sont deux espèces de substances, la troisième étant la substance des corps sensibles. » Et il ajoute : « Speusippe admet encore un plus grand nombre de substances ; *il commence en partant de l'Un* ; puis il pose un principe pour chaque espèce de substance, un pour les nombres, un autre pour les grandeurs, un autre ensuite pour l'âme ; en continuant de cette façon, il étend à plaisir les espèces de substances. » Σπεύσιππος δὲ τὴν καὶ πλείους οὐσιάς ἀπὸ τοῦ ἑνὸς ἀρξάμενος καὶ ἀρχὰς ἑκάστης οὐσίας, ἄλλη μὲν ἀριθμῶν ἄλλην δὲ μεγεθῶν, ἔπειτα ψυχῆς · καὶ τοῦτον δὴ τὸν πρότον ἐπεκτείνει τὰς οὐσίας. On peut déduire de cela que Speusippe, dont Diogène Laërce (*Vies, doctrines et sentences de philosophes illustres de chaque secte*, Speusippe) dira qu'« il resta fidèle aux théories de Platon », procédait en partant de l'Un, et qu'à partir de là il distinguait des plans différents dans la structure de l'univers, disposés de façon hiérarchique à partir chacun de son principe. Or on sait que Speusippe était proche des pythagoriciens. De son côté Xénocrate (toujours Laërce) écrivit sur l'Un et sur l'Âme.

Dès le temps platonicien, on trouve un témoignage curieux, sur lequel les commentateurs n'ont rien dit, à savoir un vers du poète comique Théopompe, contemporain d'Aristophane, dans son *Hédycare* :

> « Un n'est même pas un
> Et deux sont à peine un, comme dit Platon » ἓν γὰρ ἐστιν οὐδὲ ἓν τῶ δὲ δύο μόλις ἓν ἐστίν, ὥς φησι Πλάτων.
>
> (Diogène Laërce, 3, 26 : Platon)

J'y vois un écho ironique de l'Un qui n'est même pas un, dans la première hypothèse. De même, dans la *Méropide* d'Alexis, autre poète contemporain, il y a ceci :

> « Tu viens à point car dans mon embarras
> J'allais de haut en bas comme Platon,
> Sans rien trouver de sage, et en fatiguant seulement mes jambes » εἰς καιρὸν ἥκεις ὡς ἔγωγ'ἀπορουμένη ἄνω κάτω τε

περιπατοῦσ'ὥσπερ Πλάτων σοφὸν ουδὲν εὕρηκ', ἀλλὰ κοπιῶ τὰ σκέλη.

(Laërce, 18...)

On devine vaguement un pouvoir de dérision chez ceux qui ont entendu parler, sans y comprendre grand-chose, des démarches dialectiques allant de l'Un-Bien vers le monde matériel (voir la ligne dans *Rép.*, VI). À rapprocher de la réputation d'obscurité du fameux Bien de Platon, τὸ Πλάτωνος ἀγαθόν. Aristoxène de Tarente laisse entendre que ce n'était pas très clair, encore qu'il confirme que l'enseignement oral de Platon, dont il rend compte, identifiait le Bien et l'Un.

J'y vois le signe que vivait une doctrine dont la plupart des gens – Platon le savait – ne connaissaient que des mots. Cela rejoignait l'épineuse question de *la tradition non écrite sur le platonisme* et sur *l'enseignement non-écrit de Platon.* Sur ce point, voir la *Lettre VII*, 341 c d, où il est dit que les questions auxquelles il s'applique ne sont guère justiciables de l'écrit – et il évoque la rumination familière des problèmes, d'où soudain jaillit la lumière. Il dit aussi en 344 c d qu'il ne viendrait à l'idée de personne de livrer des questions sérieuses à la bêtise des foules. De même en *Phèdre* 275 c e, où apparaît le sort hasardeux de l'écrit. L'écrit est juste bon à provoquer le « ressouvenir » chez les gens qui savent (*Phèdre* 277 d).

Peut-on inférer de là l'existence de doctrines non écrites de Platon ? Certains disent que non, d'autres le pensent. Voir A. Solignac et P. Aubenque, « Une nouvelle dimension du Platonisme », *Archives de philosophie*, avril-juin 1965, p. 251-265. On y rend compte de C. Gaiser, *Platos ungeschriebene Lehre*, Ernst Kleist Verlag, Stuttgart, 1963, et de H. G. Gadamer, *Dialektik und Sophistik in siebenten platonischen Brief*, K. Winder

Verlag, Heidelberg, 1964. C. Gaiser conjecture que l'enseignement oral de Platon devait se donner pour but de « systématiser l'ensemble du savoir et l'ensemble du réel par un double mouvement de réduction aux principes » à travers l'Un et la dyade indéfinie.

H. J. Kraemer, lui, dans *Arete bei Plato und Aristoteles*, K. Winter Verlag, Heidelberg, 1959, travaille sur la théorie platonicienne des principes, Un et Multiple, ou plus précisément limite et illimité.

Voir aussi M.-D. Richard, *L'Enseignement oral de Platon*, préface de P. Hadot, Cerf, 1986.

Au reste, ces doctrines ésotériques que subodorent ces auteurs, sont attestés par Aristote, *Physique* 209 b 15, où le Stagirite évoque et critique des théories touchant les Nombres idéaux, ou encore la théorie des deux Principes, matériel et formel, dont il n'est pas fait mention dans le *corpus* platonicien.

Tout cela irait assez dans le sens d'une interprétation traditionnelle – au moins parmi un groupe d'élèves de Platon – selon laquelle tout part de l'Un et tout y retourne. Cette *hénologie* fondamentale gouvernait toute l'ontologie platonicienne (que seule retiendront certains auteurs – la plupart postérieurs).

Mais une autre tradition se dessine nettement au sein du platonisme avec Arcésilas, un lecteur et admirateur de Platon. Arcésilas engendre un courant tout à fait différent, qui veut ressourcer la tradition socratique telle qu'elle apparaît dans les dialogues de jeunesse. Diogène Laërce donne Arcésilas pour le fondateur de la *Moyenne Académie*, et, précise-t-il, « il fit prévaloir le dialogue platonicien et pratiqua constamment la controverse » (*Vies, doctrines..., op. cit.*, IV). « Il semble avoir tenu Platon en grande estime et avoir acheté ses livres. » (*Ibid.*) Mais il passait aussi pour l'émule de Pyrrhon. On trouve un passage bizarre dans Laërce : « Un homme accusé de mœurs infâmes lui soutenait que l'Un n'était pas plus grand que l'Autre. Il lui demanda : « "Celle longue de 10 doigts ne l'est donc pas plus que celle qui n'est que de 6 ?" Qu'enseignait-il ? Socrate, on le sait, prétendait ne savoir, au fond, qu'une chose : savoir qu'il ne savait rien. Arcésilas dit : « qu'à cela ne tienne, moi non plus. » On ne peut rien connaître, rien savoir ni même percevoir : nos sens sont limités, nos esprits pas très forts. Et après tout, on pourrait dire, comme Socrate, que ce n'est pas si mal de s'en rendre compte : savoir qu'on ne sait rien, ce n'est pas rien ! Eh bien, pas même : Arcésilas ne considère même plus cela comme un savoir. Devant le pour et le contre, le mieux est de suspendre son jugement (ἡ ἐποχή)[1]. Aux Stoïciens, qui défendaient la thèse selon laquelle on pouvait passer de la représentation imaginative de l'objet extérieur à la saisie de la nature de cet objet (théorie de *la représentation compréhensive*), il oppose la déficience de notre équipement sensoriel et conceptuel. Un vrai Vendredi saint épistémologique ! Simplement, le raisonnable constitue un système cohérent de représentations qui peut servir de critère à la conduite ; mais si tout cela s'accorde pour de bon avec les objets sensibles tels qu'ils sont, vous ne le saurez pas. C'est maigre. (Si maigre que, plus tard, Sextus Empiricus (150-230) laissera entendre qu'Arcésilas proposait à ses élèves un enseignement platonicien devenu ésotérique ; ce point soulève aujourd'hui encore de furieuses controverses… !) Ce temps, qui va d'Arcésilas à Carnéade qui prend l'école en charge en 212, soit

---

1. Sur le scepticisme de cette période, voir Laërce, 4, 28 ; Sextus Empiricus, *Hypotiposes ou Esquisses Pyrrhoniennes*, 1, 232. 234 ; *Adversus Arithmeticos*, 7, 168. 158 ; Cicéron, *Premiers Académiques*, 1, 44. 45.

une petite soixantaine d'années, se désigne sous le nom de *Moyenne Académie*[2].

Vient, avec Carnéade et la suite, la *Nouvelle Académie*. Avec ce courant, la suspension du jugement perd son caractère nihiliste : le sage pourrait accorder à telle ou telle représentation vraisemblable une valeur pratique. On peut affirmer des choses dépourvues de certitude : on est dans l'ordre du *probable*. On y parvient en cherchant le lien qui unit les représentations entre elles, qui les enchaîne, et on en induit une certitude subjective, d'ordre pratique. Cela suffit pour se conduire raisonnablement[3].

On rejoint le propos des philosophes hellénistiques.

Quand on considère ce devenir étrange de l'Académie, on éprouve une sorte de gêne. Jusqu'à Cratès, ça va : on est encore dans le platonisme tel que nous le connaissons (avec quand même quelques changements : alors que Platon attribuait aux êtres mathématiques un rôle intermédiaire entre le sensible et les Idées, dans la doctrine de l'Académie les Nombres idéaux disparaissent et les Idées deviennent des nombres). Mais avec Arcésilas et la suite, ça ne colle déjà pas. On a le sentiment d'avoir décroché, d'être ailleurs. On ne reconnaît plus grand-chose du Platon que l'on connaît par le dialogue.

Avec cela, l'Académie comme institution va en prendre un coup[4]. En 86-87, elle subit le contrecoup de

---

2. Sur cette période, voir *Laert.*, 4. 28 ; Sext. Empiricus, *Pyrrh. Hyp.* 1. 232-234 ; *ad. Math*, 7, 153-158 ; Cic., *Acad. pr.* 1.44-45.

3. Rappelons, à ce propos, l'anecdote de Noumenios selon laquelle Mentor, l'élève de Carnéade, aurait surpris Carnéade avec une bonne femme, « non par une représentation probable, ou comme s'il n'avait pas saisi, mais sur la foi même de ses yeux et pour l'avoir pris sur le fait. » (Noumenios, *Fragments*, édités par E. des Places, Les Belles Lettres, 1973).

4. Déjà en 200, l'Académie avait subi des dommages du fait du siège d'Athènes attesté par Tite-Live, mais avait été rebâtie et même agrandie.

la guerre. Alliée avec Mithridate, ce que désapprouvaient les philosophes qui durent partir, Athènes fut assiégée par Sylla ; et l'Académie fut ravagée, notamment la bibliothèque, dont il ne resta rien sur place. Plutarque (*Sulla*, 12. 3 et 26) raconte que Sylla, une fois terminés les combats, aurait fait transférer la bibliothèque à Rome, où Tyrannion, puis Andronicos de Rhodes l'auraient mise en ordre (Voir J. Bidez, *Un singulier naufrage littéraire dans l'Antiquité*, Bruxelles, 1943). Mais celle de l'Académie fut probablement anéantie, à l'occasion d'un coup de main militaire ; ainsi disparurent les archives, combien précieuses, du premier platonisme : les commentaires des premiers disciples, Speusippe, Xénocrate, Polémon, Crantor ; bref les « évangiles » des premiers témoins ont disparu. Diogène Laërce [5] en a juste conservé les titres (*Laert.* 4. 3 et 4. 11). Malheureusement, on ne connaîtra tout ce développement, toute cette *traditio* de maître à disciple, que par des allusions, des « on-dit », avec les risques que cela suppose [6]. Autrement dit, toutes les fois qu'on voudra revenir à Platon, il faudra se contenter de lire les seuls textes, et on les lira dans les écoles, avec chaque fois ce que j'appellerai « les yeux d'aujourd'hui ». On prendra nécessairement sur le texte les points de vue de l'époque – et donc on relira Platon avec, derrière la tête, les thèses, les questions, les réponses, la problématique des systèmes philosophiques nés du temps, et qui sont momentanément à la mode. On ne peut plus platoniser à présent sans tenir compte

5. Diogène Laërce, probablement sous Sévère Alexandre qui a régné de 222 à 235 (donc à peu près contemporain de Plotin) avait dédié ses *Vies, doctrines et sentences de philosophes illustres de chaque secte* à Arria une dame amateur de philosophie.

6. Le platonisme avait perdu sa tradition, alors que les autres systèmes avaient cultivé l'héritage de leur fondateur. (C'est très net chez les épicuriens). Et comme la nature a horreur du vide, on va essayer d'en refaire une.

de l'aristotélisme, par exemple, et bien sûr des systèmes plus modernes, le stoïcisme notamment qui va connaître la vogue pendant des siècles – ou des systèmes anciens, plus anciens même que Platon, je pense au pythagorisme, et qui sont revenus à la mode. D'où un enchevêtrement inextricable de traditions. Bref, on *relit* à partir chaque fois d'une situation philosophique nouvelle, des textes que l'on continue à tenir pour fondamentaux, et notamment le *Tim.*

Comme l'a bien montré H. Dörrie, « Le renouveau du platonisme à l'époque de Cicéron » (*Revue de Théologie et de Philosophie*, Lausanne, 1974, 1, p. 15-29[7]), le monde romain à la fin de la république connaît un regain d'intérêt pour Platon, mais un Platon coupé de la tradition.

Lors des événements de 86-87, j'ai dit que les Académiciens, contestant l'alliance d'Athènes avec Mithridate du Pont, avaient fui la ville, qui devait subir peu après de graves dommages. Philon de Larissa partit pour Rome, où il rencontra Cicéron. Ce Philon (145-85) (ne pas confondre avec Philon d'Alexandrie) avait gardé le tour d'esprit de l'Académie, et Cicéron s'en imprégnera. Son élève Antiochus d'Ascalon (mort autour de 69 av. J.-C.), qui fut également le maître de Cicéron, voyait les choses autrement, car il était profondément imprégné du stoïcisme. Au fond, il installait le stoïcisme dans l'Académie, comme le montrent bien Cicéron (*Lettres à Lucilius*, 132) et Sextus Empiricus (*Hypotyposes Pyrrhoniennes*, 1. 235). Antiochus fonda une nouvelle « Nouvelle Académie ». Ce platonisme stoïcisé – ou, si l'on pense à Posidonius d'Apamée, autre ami de Cicéron, ce stoïcisme platonisé – deviendra peu à

7. Voir aussi H. Dörrie, « Die Erneuerung des Platonismus im ersten Jahrhundert vor Christus », *Le Néoplatonisme*, CNRS, 1971, p. 17-33.

peu, et principalement du fait de Cicéron, la base philosophique de la *gentry* romaine, comme je l'ai montré dans mon livre. Ce platonisme apportera au stoïcisme romain ambiant quelque chose comme un « supplément d'âme ». Voyez Caton d'Utique se suicidant après avoir relu le *Phéd.*. « Ce qui est étonnant, écrit Dörrie, c'est que pendant cette époque, un autre platonisme renaît » (« Le renouveau... », *op. cit.*, p. 18). Il renaît dans l'ombre ; c'est une sorte de platonisme sauvage, en dehors de toute école officielle. On connaît par Cicéron (*De natura deorum*, 1, 18-21 ; 1, 30 ; *Tusculanes*, 1. 31 ; 1. 70 ; *Cato major*, 89 ; *Timaeus*, 4 ; *Orator*, 8) et par Varron, repris par Augustin (*De civitate Dei*, 7. 28. 5-7), l'existence de ce courant qui se met à lire Platon avec un intérêt nouveau. Notamment on lit le *Tim.* qui est le best-seller, le « livre-pilote » (H. Dörrie). On le prend au sens le plus littéral[8] ; ignorant que dans l'esprit de Platon, le dialogue devrait être lu dans un sens métaphorique.

Xénocrate déjà et Crantor avaient pourtant bien précisé qu'il fallait comprendre l'histoire du Démiurge comme une fiction descriptive, reflet d'un ordre logique et non chronologique. Mais le dialogue au sens littéral répondait sans doute à un besoin du moment, que les philosophes hellénistiques, et notamment le stoïcisme, ne satisfaisaient pas entièrement, avec le monde corporel, sans autre principe qu'immanent.

En effet, du platonisme on retient que la cause du monde est au-delà de ce monde. (Voyez là-dessus H. Dörrie, « Divers aspects de la cosmologie de 70 av. J.-C. à 20

---

8. Les épicuriens ne se gênaient pas pour se moquer de ces gens qui s'imaginaient trop naïvement un immense chantier, des mines colossales d'où le monde serait sorti : une manufacture cosmique absurde (Cicéron, *De nat. deorum*, 1. 30). Cela atteste qu'il y avait un courant « platonisant » qui allait dans ce sens. Cela prouve du moins qu'on se passionnait pour l'origine (Virgile, *Géorgiques*, 2. 490).

ap. J.-C., *Revue de Théologie et de Philosophie*, 1972, 6, p. 400-412). Le « créateur » se trouve ainsi transcendant à sa création. (Le *Tim.* indique que le monde implique « un créateur », une matière et un modèle [l'Idée]. Philon précisait que l'activité du créateur est stimulée par le τέλος, la fin qui est au-dessus du créateur et qui est l'Idée du Bien).

D'autre part on se figure que Platon assignait au monde un commencement dans le temps (voyez Cicéron, *Tusculanes*, 1. 70), l'opposant ainsi à Aristote. Philon d'Alexandrie témoigne de cette nouvelle façon de voir (Philo, *De aeternitate mundi*, 13, 6. 76. 16 ; 14, 6. 77. 6). Le plus drôle, c'est qu'on abandonnera plus tard cette exégèse, et les platoniciens retrouveront la tradition de Xénocrate (contredite toutefois par Plutarque) salon laquelle, pour Platon, l'univers n'a pas de commencement dans le temps.

Cette lecture du *Tim.*, où l'on voit quelque chose comme une révélation, engendrera une infinité d'autres révélations : hermétisme, gnosticisme, etc. On peut remarquer également qu'à cette époque, le platonisme prend une coloration religieuse qu'étaient loin d'avoir les gens de l'Académie. Il la gardera toujours désormais.

LE MOYEN PLATONISME

L'appellation a été forgée après coup, et « moyen » n'a pas plus de sens que dans « Moyen Âge ». Cela désigne le mouvement platonicien, là où il se manifeste et selon les formes qu'il prend, depuis le temps de Cicéron jusqu'au IIIe siècle ap. J.-C.

C'est un champ d'études considérable, auquel on commence à s'intéresser vraiment aujourd'hui. La bibliographie est énorme. Elle a été entreprise systématiquement par

C. Mazzarelli, « Bibliografia medioplatonica. Parte prima : Gaio Albino e Anonimo commentatore del *Teeteto* », *Riv. di Filos. Neoscolastica*, 72, janv.-mars 1980, p. 108-144 ; 73, 3, juill.-sept. 1981, p. 557-595 ; 74, janv.-mars 1982, p. 126-159. C'est considérable, bien qu'on ait laissé dans l'ombre les tout débuts. Il y a, sur l'ensemble du moyen platonisme le livre de J. Dillon, *The Middle Platonists*, 80 B C to A D 220, Ithaca, New York, Londres, 1977, et un certain nombre d'articles.

Ce mouvement platonicien se caractérise d'une façon générale par ses origines alexandrines, et son affirmation de la transcendance. On y reprend la théorie platonicienne des Idées, mais elles sont souvent regardées, sous l'influence de l'aristotélisme, comme pensées de la divinité. Tout cela traduit, chez les auteurs, une préoccupation religieuse. On y trouve des spéculations sur les « démons » comme intermédiaires entre les humains et le divin. C'est, bien sûr, le *Tim.* qui est mis à contribution. La fin assignée à l'âme est l'ὁμοίωσις θεῷ, l'assimilation de l'âme au divin.

Par ces différents traits, on voit aussitôt que le moyen platonisme ne doit pas grand-chose à l'Académie, deuxième et troisième manière. On ne peut proposer ici que des indications fragmentaires, pour donner une idée de ce mouvement et montrer la tradition dans son déroulement.

Il y a d'abord Eudoxe d'Alexandrie. Il est de la génération qui suit immédiatement Cicéron. (Voir J. Dillon, *The Middle Platonists*, *op. cit.*, p. 115-135 ; H. Dörrie, *Der Platoniker Eudoxus von Alexandreia*, *Hermès*, 79, 1944, p. 25-39, repris dans H. Dörrie, *Platonica minora*, München, Fink Verlag, 1976, 3e éd.). Eudoxe lisait Platon et il est le premier à souligner en quoi consiste la finalité de l'homme selon les dialogues : il renvoie à *Théét.*, 176 a b ; *Tim.* 90 a d, *Rép.*, X, 608 e ; *Les Lois*, IV,

716 a *et sq*. De plus, Eudoxe développe une méthode : il faut chercher dans Platon ce que Platon considérait comme central. De plus, Eudoxe était en relation avec les pythagoriciens, et il en transmet l'écho : dépassant les doctrines archaïques de la dyade, ils en étaient venus à concevoir un Un suprême, au-delà de tout, τὸ ὑπεράνω ἕν : intéressant à retenir. Nous y reviendrons. Je signale d'un mot Arcios Didymos, l'un des deux philosophes d'Octave Auguste (l'autre étant un stoïcien platonisant, Athénodore de Tarse) : il avait écrit un recueil, les *Placita Platonis*, (attesté par Eusèbe, *Préparation évangélique* 11. 23. 2-6 ; Stobée, *Eclogae Physicae et ethicae*, 1. 12, 1. 135-19 à 136-13) où figurait un abrégé de la doctrine des Idées ; de même un *Épitomé* (voir Sénèque, *Lettres à Lucilius*, 39). Il eut sur Octave une forte influence et faisait partie de son *brain-trust*.

Plus important, on connaît, surtout par Simplicius (500 ans plus tard) reprenant Porphyre, les spéculations d'un certain Moderatos de Gadès (première moitié du 1er siècle ap. J.-C, certains le placent avant). C'était un néopythagoricien platonisant qui avait du *Parm.* une lecture particulièrement intéressante en ce qui nous concerne.

Cette conception de la matière, les premiers qui l'aient eue parmi les Grecs sont, me semble-t-il, les pythagoriciens et, après eux, Platon, comme le rapporte aussi Moderatos. Celui-ci, en effet, selon la doctrine des pythagoriciens, montre « l'Un premier (τὸ πρῶτον ἕν) au-dessus de l'être et de toute essence (ὑπερ τὸ εἶναι καὶ πᾶσαν οὐσίαν) ; le second Un (τὸ δεύτερον ἕν) qui est l'être réellement être (τὸ ὄντως ὄν) et l'intelligible, représente l'Idée ; le troisième principe (τὸ τρίτων), qui est l'Un relatif à l'Âme (τὸ ψυχικόν), participe à l'Un premier et aux Idées » (Moderatus, d'après Simplicius,

Comment. de la *Physique*, 230, 34-231, 27, Diels). Et il ajoute : « … et que la nature qui vient en dernier après celui-ci et qui est la nature des choses sensibles, n'y participe même pas, mais est constituée en ordre d'après un reflet de ceux-là (*i. e.* de l'Un et des Formes), du fait que la matière est une ombre du Non-être qui se trouve dans la pluralité des Formes et qu'elle est descendue encore plus bas que ce non-être inhérent à la pluralité des Formes. »

Et voici encore ce qu'écrit Porphyre, au IIe livre du traité Sur la matière, se recommandant des paroles de Moderatus : « Le rapport unifiant (ὁ ἑνιαῖος λόγος) – [autrement dit, l'Un qui a raison de λόγος, de rapport] – ayant voulu, comme le dit quelque part Platon, constituer à partir de lui-même la génération des êtres, a, par privation, détaché de lui-même la quantité, après l'avoir privée de tous les rapports qui lui sont propres à lui-même. Et cela, il l'a appelé quantité sans forme, sans division et sans figure, recevant néanmoins forme, figure, division, qualité, toutes choses analogues. » (Cité par P. Hadot, *Le Problème du néoplatonisme, Hieroclès et Simplicius*, Études augustiniennes, p. 80-81. Voir aussi P. Hadot, *Porphyre et Victorinus*, Études augustiniennes, 1968, p. 165-167).

Il faut, pour apprécier ce texte, savoir que les pythagoriciens désignent, en général, un Un supérieur-cause, ἓν ἀρχή, qui est ὁ ὑπεράνω ἕν, l'Un-suprême, et un Un dérivé, premier-né, premier des êtres. Or Moderatus, dit encore le texte de Simplicius, indique que le *Parm.* est à interpréter κατὰ τοὺς Πυθαγορείους (p. 231, 4-6). Sans doute est-ce à Moderatus que Porphyre fait allusion (*Vita Plotini*, 20. 21). Curieusement, Jamblique, dans le *De Mysteriis*, se référera à la doctrine de Moderatus, qu'il attribuera aux Égyptiens (voir A.-J. Festugière,

La Révélation d'Hermès Trismégiste, Gabalda, 1953, 4, p. 39-40). Voici le texte : « Ainsi, c'est tout ce qui est compris depuis le haut jusqu'aux degrés les plus bas qu'embrasse la doctrine des Égyptiens sur les principes. Elle commence à partir de l'Un, et elle procède jusqu'à la pluralité des multiples qui à leur tour sont gouvernés par l'Un, la nature indéterminée étant partout maîtrisée par une certaine Mesure indéterminée et par la Cause suprême qui unifie toute chose. Quant à la matière, Dieu l'a tirée de la substantialité, de la matérialité en ayant été retranchée par les démons. Cette matière, donc, qui est vivante, le Démiurge l'a prise en main ; il en a façonné des sphères simples et incorruptibles. » (*De Mysteriis*, 8 *et sq.*).

Mais le texte pythagoricien cité par Simplicius est intéressant à un autre titre. En effet, si nous le regardons de près quand il parle des trois Uns, où il voit la théologie platonicienne de Principes, on s'aperçoit que ce qui est dit ressemble de façon assez frappante à un autre texte qui passe pour du Platon, la *Lettre II*, où il est dit ceci, dans un contexte très pythagorisant, on va le voir. Platon est censé écrire à Denys de Syracuse :

« Je dois donc te parler (du Premier) – mais par énigmes, afin que s'il arrive quelque chose à la présente lettre, sur terre ou sur mer en la lisant on ne puisse comprendre. Voici ce qu'il en est : autour du Roi de tout (Περὶ τὸν πάντων βασιλέα) gravitent tous les êtres ; il est la fin de toutes choses, et la cause de toute beauté ; autour du Second se trouvent les secondes choses, et autour du Troisième les troisièmes. L'âme humaine aspire à connaître leurs qualités, car elle considère ce qui a parenté avec elle-même (συγγενῆ), sans que rien la satisfasse. Mais quand il s'agit du Roi et de ses principes, dont je t'ai parlé, il n'y a rien de tel. Alors, l'Âme se demande : cette nature, quelle est-elle donc ? » (312 e-313 a). Le contexte pythagoricien de cette lettre saute aux yeux : Platon se sent obligé de parler δι' αἰνιγμῶν, par énigmes – cas unique chez lui. Plus loin, il appelle ἀκούσματα (314 a 3-4) cet enseignement codé. Enfin on sait par plusieurs témoignages que chez les pythagoriciens le nombre 3 est celui de la définition du monde : voyez notamment Aristote, *De caelo*, A1, 26, 8 à 10-13 (il se peut d'ailleurs qu'il y ait là une tradition orphique) : il y avait le Principe, le Milieu et la Fin (Platon y fait d'ailleurs allusion dans *Les Lois* 4, 715 e). Au reste les *Lettres IX, XII* et *XIII* vont dans le même sens : faire apparaître Platon, sinon comme un pythagoricien, du moins comme pythagorisant. Qu'en est-il de cette fameuse *Lettre II* ?

La *Lettre II*, de l'avis de l'érudition récente, (voyez Proclus, *Théologie Platonicienne*, Saffrey-Westerink, Les Belles Lettres, II, 1974, p. XX-LIX), serait un faux composé dans les milieux pythagoriciens de l'époque impériale. Qui est l'auteur ? Allez savoir ! Ce qu'il faut noter, c'est que cette lettre apocryphe a exercé sur Moderatus de Gadès une influence indiscutable – avant de rayonner sur une pléiade d'auteurs, ainsi que nous le verrons [9]. On a même pu se demander à si cette *Lettre II* n'avait pas été fabriquée d'après Moderatus lui-même par un élève de ce dernier. Nul ne peut assurer grand-chose à ce sujet.

Il faudrait évoquer aussi Thrasyllos, que j'ai mentionné dans mon *Vivre et Philosopher sous les Césars* (Privat, 1980, p. 45-47), à propos de Tibère, dont ce platonicien était l'astrologue. Il y a dans Diogène Laërce une page,

---

9. Voir H. Dörrie, « Der König bei platonischen Schlüsseln von Plotin mit neuen Sinn erfüllt », *Revue internationale de Philosophie*, 24, 1970, p. 217-235.

inspirée de Thrasyllos, qui énumère les Dialogues de Platon selon une série de tétralogies, (Diogène Laërce, *Vies, doctrines…, op. cit.*, 3, 56-61) : le *Parm.* y est placé sous la rubrique Logique. D'autre part Porphyre, dans *le Commentaire sur les Harmoniques de Ptolémée*, Göteborg, Düring, 1932, a récupéré quelques lignes touchant le *logos*, et si Porphyre a cité le texte, c'est à l'appui d'une définition qu'il donna, d'une doctrine qu'il soutient sur le *logos*, afin de montrer qu'il est dans la ligne de la tradition platonicienne, *à laquelle il convient d'être fidèle*. Là-dessus, voir H. Dörrie, « La manifestation du "logos" dans la création : quelques remarques à propos d'une contribution du platonicien Thrasyllos à la théorie des Idées », *Néoplatonisme, Mélanges offerts à J. Trouillard*, Fontenay, 1981, p. 141-157.

Hélas, rien d'autre à propos du *Parm.*

Il y a aussi le nom mystérieux d'un certain Gaius, dont on ne sait pas grand-chose. Ce Gaius aurait eu des disciples, au moins en esprit, parmi lesquels Apulée et un certain Albinos ou Alcinos ; certains disent toutefois que c'est une *école fantôme*. Pourtant, dans la *Vita Plotini*, 14. 10-14, de Porphyre, il est dit qu'aux cours de Plotin, on partait, entre autres choses, des commentaires (ὑπομνήματα) de Gaius, et qu'on spéculait là-dessus. De même Proclos (*Remp.* 2, 96, 11-13) le mentionne et mentionne l'école de Gaius (*Tim.* 1. 340). Mais de ce type il ne reste aucun écrit, aucun testament, rien, ni même s'il a jamais écrit. On voit la complexité de ces problèmes.

Il faut aussi mentionner un personnage connu pour d'autres raisons : Plutarque (50-125), qui soutient l'idée des trois Providences : « La première ou suprême est l'intelligence ou, si l'on aime mieux, la volonté du Premier Dieu…

La seconde est celle des seconds Dieux qui parcourent le Ciel. La troisième, c'est celle des *démons* chargés de surveiller les actions des hommes. On voit donc ainsi qu'il y a une triple Providence, mais c'est la première qui mérite au sens strict et pleinement le nom de providence » (*Peri eimarmenen*, 9. 572 F-573 A).

Avec Albinos, on a au moins quelque chose : un *Prologue* et *un Épitomé*[10].

Le *prologue* : vous en trouvez le texte traduit en français par R. Le Corre, « Le Prologue d'Albinus », *Revue philosophique*, 1956, p. 258-338 ; vous avez également en italien « Il *Prologo* di Albino », *Riv. di filos. neoscolastica*, 71, 1979, p. 352-361. C'est ce travail d'un professeur qui introduit ses élèves aux Dialogues de Platon, de façon à ménager aux étudiants le meilleur accès possible, compte tenu de ce qu'ils demandent et compte tenu de leurs conditions d'âge, de temps, etc. il classe les Dialogues – ce qui s'est fait depuis l'Académie – mais autrement. On remarquera qu'il ne dit *rien* du classement de Xénocrate. Il aime mieux un classement plus naturel à son goût. On retiendra qu'il classe le *Parm.* dans le genre « endeictique », qu'on pourrait traduire par « explicatif ».

Lire et commenter des passages du *Prologue* notamment p. 35-36.

Il y a aussi l'*Épitomé tôn Platonos dogmatôn* ou διδασκαλικὸς τῶν Πλάτωνος δογμάτων (texte et trad. dans Albinos, *Épitomé*, Les Belles Lettres, 1945). Les citations de Platon y sont très nombreuses ; le *Parm.* est cité sept fois, ce qui n'est pas énorme, compte tenu

10. Albinos ou Alcinos, enseigna à Smyrne, sous Antonin (vers 138-161). En 151-152, Galien fut son élève. Sans doute avait-il lu Platon et des commentaires, notamment ceux d'Arcios Didymos.

de la surface occupée par les autres dialogues. Pour Albinos, la philosophie consiste à affranchir l'âme qui se détourne du corps quand nous nous dirigeons vers le monde intelligible (περιαγωγὴ ψυχῆς ἀπὸ σώματος, ἐπὶ τὰ νοητὰ ἡμῶν τρεπομένων, *Épit.* 1. 1) et elle nous conduit à la connaissance de l'essence intelligible (τῇ γνώσει τῆς νοητῆς οὐσίας, *Épit.* 1. 2). Il distingue vie active et vie contemplative, le but étant τῆς πρὸς τὸ θεῖον ὁμοιώσεως (*Épit.* 2. 2 et 28. 1). Selon lui, la philosophie de Platon, c'est la contemplation de l'être (τῶν ὄντων, *Épit.* 3. 1), la pratique des belles actions et la spéculation dialectique, entendons : le raisonnement. Longs développements sur la dialectique (Albinos, *Épitomé*, *op. cit.*, p. 24-28). Impression d'un retour au plan logique, d'autant plus qu'il expose par le menu les formes du syllogisme et qu'il a l'air de s'en délecter. Quand le *Parm.* est cité, c'est toujours à titre d'exemple de telle ou telle forme de raisonnement, très peu d'un point de vue métaphysique. L'Idée est par rapport à Dieu son intellection – ce qui n'est pas très platonicien : (Ἔστι δὲ ἡ ἰδέα ὡς μὲν πρὸς θεὸν νόησις αὐτοῦ, *Épit.* 9. 1). Nous trouvons l'écho de la première des questions de *Parm.* 130 a-131 a : de quoi y a-t-il Idée ? En lisant Albinos (p. 25), on a l'impression qu'il ne va pas plus haut que l'Intelligence, qui est alors le premier dieu [11]. Ce premier dieu est l'essence : θειότης, οὐσιότης, etc. (10. 3) et le Bien (ἀγαθὸν, *ibid.*). Le monde est un vivant et intelligent (ὅτι ζῶον ἂν εἴη ὁ κόσμος καὶ νοερόν, 14. 4). Cela, c'est la *Psychè* (on subodore l'influence stoïcienne). Il faut « s'efforcer de s'évader au plus vite d'ici-bas, vers le haut » (*Théét.* 176 a, que l'on retrouve dans

11. Au fond, il semble s'en tenir à la 1re hypothèse du *Parm.*, sans d'ailleurs tellement en parler en termes d'Un.

Épit., 28. 1), Plotin reprendra cela. Il y a aussi cette idée que « si les choses ne participaient pas du non-être, elles ne pourraient pas se distinguer les unes des autres (35. 1). Et il termine en disant que tout cela suffit à introduire à Platon. On a pu voir ici un « rationalisme pur », tentant de systématiser Platon. Mais comme le dit E. R. Dodds (« The *Parm.* of Plato and the origine of the Neoplatonic One », *The Classical Quaterly*, 22, 1928, p. 129-142), « il semble combiner de façon désespérément incohérente » la transcendance selon les néopythagoriciens et l'immanence selon les stoïciens. Cependant d'autres, comme H. Dörrie, « Zur Urspung der neuplatonischen Hypostasenlehre », *Hermes*, 82, 1954, p. 331-342, repris dans *Platonica minora*, *op. cit.*, p. 285-286), voient Albinos souligner la transcendance de l'Un par rapport à l'Esprit, ce qui est également à retenir. De même, dans « *Die Frage nach dem Transzendenten im Mittelplatonismus*, Fond. Hardt, Vandoeuvres, Genève, 1960, repris dans *Platonica minora*, *op. cit.*, p. 211-228), Dörrie montre que c'est dans son souci de récupération de la transcendance qu'Albinos pose un premier et un second dieu : l'*homoiôsis théô* se fait avec le second, pas avec le premier, qui reste transcendant. Si bien qu'il constitue un progrès vers la systématisation des Néoplatoniciens.

Très proche d'Albinos, du moins de l'*Épitomé*, il y a les textes de l'Africain Apulée de Madaure (120-180) : un contemporain de Marc-Aurèle. Il se dit lui-même *philosophus platonicus*, ce que confirme une inscription sur le socle d'une statue que lui ont dédiée ses contemporains, qui la regardaient comme « l'ornement de la ville ». Il a écrit dans le style de l'*Épitomé* d'Albinus le *De Platone et ejus dogmata*. Il a également écrit un *De deo Socratis*. Il faut lire – pour le plaisir – les

Métamorpohoses : sous couvert de raconter les mésaventures d'un certain Lucius, changé en âne [12] par sa maîtresse Pamphilè à la suite d'une regrettable erreur de bocal, expose de façon allégorique (et combien truculente !) les tribulations de l'âme embourbée dans la chair. Le livre s'inscrit dans un contexte mystique, puisque Lucius ne retrouve sa forme première qu'en bouffant la couronne de roses du célébrant, lors des mystères d'Isis et d'Osiris. Comprenons que l'âme doit recevoir l'initiation pour retrouver sa forme originelle par-delà ses tribulations charnelles. Apulée a d'ailleurs introduit dans les *Métamorphoses* l'admirable épisode d'Éros et Psyché (*Méta.* 4. 28 ; 6. 24) : en punition de son exceptionnelle beauté, la jeune Psyché est exposée à un monstre. Mais en fait il s'agit d'Éros sous une forme monstrueuse, et qui précisément tombe amoureux de la jeune fille. Il l'emmène dans un palais de rêve, où il la comble de bonheur. Mais elle doit respecter une condition : ne jamais voir le visage de son merveilleux époux. Un jour, elle contrevient à cet ordre sacré en éveillant l'Amour endormi : une goutte d'huile y a suffi, tombée de sa lampe. Chassée par le dieu, elle devra elle aussi passer par toute une série d'épreuves imposées par Vénus, et notamment une descente aux Enfers. Mais tout se termine au mieux, puisqu'elle triomphera des épreuves, épousera Éros, dont elle aura une fille qui répondra au nom de Volupté – un très joli nom ! Il ne fait pas de doute que derrière tout cela, il faut voir une odyssée de l'âme selon la philosophie platonicienne. Et là nous retrouvons le droit fil qui associe la pensée de

12. L'âne est un cran au-dessous du cheval, il n'a rien de noble. Pour comprendre ce choix, il faudrait suivre un peu l'image de marque de l'âne dans l'Antiquité.

Platon et les mystères sacrés – même si le conte est dit par une vieille femme plus ou moins saoule.

Tout cela est imprégné d'influences orphiques et pythagoriciennes – et aussi de réminiscences d'un peu tous les systèmes en vigueur à l'époque. Je signale qu'on retrouve chez Apulée la doctrine des trois Providences que soutenait Plutarque (*De Platone*, 1. 12). Quant au *De Platone*, précisément, c'est un manuel scolaire sec et archi-sec, un catéchisme pas du tout homogène à ce qu'a produit Apulée d'autre part ; on dirait que cet aide-mémoire est posé à côté des œuvres d'Apulée (un peu comme un romancier qui aurait commis un manuel de philo).

Je voudrais toutefois signaler que nous retrouvons chez Apulée une allusion à notre fameuse *Lettre II* de Platon, mais ce n'est pas dans un ouvrage philosophique, c'est dans son *Apologia* : il cite ce texte pour se défendre devant le proconsul d'Afrique Claudius Maximus d'une accusation de magie (dangereux, à l'époque !) et il est dit qu'Apulée gardait chez lui un Hermès en ébène, qu'il invoquait sous le vocable de βασιλεύς. Pourquoi ce mot ? Il répond à l'accusateur (C. Maximus) avec un clin d'œil : « Maximus comprend très bien… quel est celui, non pas moi le premier, mais Platon, qui a donné ce nom… quand il écrit : περὶ τὸν πάντων βασιλέα παντ' ἐστὶ καὶ ἐκείνου ἕνεκα πάντα » (le texte même de la *Lettre II*, 312 e)[13]. Et il ajoute : « Celui donc qui est ce Roi, est la cause, la raison, l'origine première de toute la nature, le père souverain de l'intellect, l'éternel nourricier des êtres animés, l'infatigable artisan du monde tel qu'il a été créé, mais artisan sans travailler, nourricier

13. « Autour du Roi de toutes choses, toutes existent ; c'est en vue de lui qu'elles sont toutes… » (trad. L. Robin, *Pléiade II*, p. 1170).

sans peine, père sans engendrer, échappant à toute limite de l'espace, du temps, du changement, compréhensible dès lors pour un petit nombre, exprimable pour personne. » (*Apol.* 64. 5-7).

Apulée était instruit, il sait du Platon, il avait voyagé. Cette interprétation, il ne l'a pas inventée ; c'est dans les écoles d'Athènes qu'on lui a appris à interpréter ainsi ce texte, qu'il cite visiblement avec satisfaction comme bien connu du magistrat, qu'il prend à témoin : cela suggère une connivence intellectuelle avec l'accusateur. On peut donc en tirer argument pour dire que la *Lettre II*, au milieu du second siècle, faisait l'objet d'un enseignement assez courant pour que des gens qui n'étaient pas philosophes de profession s'y retrouvent et comprennent l'allusion.

On la retrouve d'ailleurs à peu près dans le même temps, citée par l'apologiste Justin qui écrit à Antonin (138-161) une *Apologia* en faveur des chrétiens : or Justin connaît bien les milieux platonisants, et sa petite idée, c'est que Platon dépend de Moïse… Il cite : « les êtres de troisième rang sont autour du troisième principe ». Cela montre donc que la *Lettre II* est lue comme porteuse d'un message théologique, récupérable du reste, plus ou moins adroitement, en milieu chrétien. Il va d'ailleurs, en bon apologiste, s'arranger pour faire cadrer ce texte avec la Trinité chrétienne (qui n'est pas encore parfaitement définie…).

De même on retrouve la *Lettre II* chez le gnostique Valentin, et aussi dans la controverse qui oppose Celse à Origène – controverse posthume ! – et l'on voit que Celse, sous Marc-Aurèle, interprète la *Lettre II* dans le sens de la royauté du premier Dieu. De même Athénagoras, dans sa supplique à Marc-Aurèle et Commode en faveur des chrétiens, cite ensemble la *Lettre II* 312 e, 1-4, et *Phèdre*

246 e, 4-6. Il entend prouver que Platon a parlé, au fond, sinon du même dieu, du moins d'un dieu compatible avec le Dieu chrétien : Platon aurait parlé περὶ πρώτης δυνάμεως, « de la Nature première » ou de la « nature du Premier », le dieu inengendré. De même verra-t-on cette *Lettre II* citée par Clément d'Alexandrie, dans *Stromates* 5. 103, 1.

À la même époque, il faut citer, bien sûr, Noumenios d'Apamée, pythagoricien selon les uns, platonicien selon d'autres, dont on ne sait rien sinon qu'il avait écrit un traité *Du Bien* et un autre *Sur l'infidélité de l'Académie à Platon* et, si l'on en croit Eusèbe, un livre *Sur les secrets de Platon*. Les *Fragments* de Noumenios ont été édités par E. des Places, Les Belles Lettres, 1973.

Noumenios tient l'Académie pour déviationniste : ces gens ont tiré Platon dans tous les sens, et ils eussent mieux fait d'imiter la fidélité des disciples d'Épicure. Philosophiquement, il distingue chez Platon, et avant lui chez Socrate, une hiérarchie divine : le Premier Dieu, « qui demeure en lui-même (et qui est) simple et indivisible » (frag. 11) et il est le Roi (frag. 21) ; le Second Dieu ou Démiurge, fils du Premier (frag. 12) ; le Troisième Dieu est le cosmos. Lire E. des Places, p. 53, 54, 60. Il y est dit que, selon Platon, « le Bien est l'Un, τὸ ἀγαθὸν ἐστὶν ἕν ». On doit s'écarter bien loin du sensible pour s'entretenir avec le Bien seul à seul : ἀπὸ τῶν αἰσθητῶν… τῷ ἀγαθῷ μὀνῷ μόνον (frag. 2). Il est intéressant de savoir que selon Noumenios, « Platon pythagorisait » (frag. 24). Mais, lire le frag. 52 : « Certains pythagoriciens n'ont pas bien saisi la force de cette théorie… » Là encore, nous ne sommes pas loin de notre *Lettre II* en filigrane.

Noumenios aurait inspiré Attios, qui serait l'auteur d'un écrit *Contre les gens qui se targuent d'interpréter*

Platon par Aristote, d'une dissertation sur l'Âme, de commentaires du *Tim.*, peut-être aussi du *Phèdre* ainsi, que des *Catégories d'Aristote*. Dans les fragments édités par E. des Places (Les Belles Lettres, 1977), on constate qu'il entend demeurer fidèle à la lettre de Platon contre les Péripatéticiens. Il dit que « Platon s'efforce de tirer les jeunes âmes en haut vers le divin » (frag. 2). Pour Platon, « l'âme est principe de la génération, élève de Dieu, rectrice de toute choses (frag. 7) ; elle ordonne le monde, διακοσμεῖν (frag. 8) en pénétrant l'univers. » Participer aux Idées, c'est le parfait bonheur (frag. 9), et rester en arrière, c'est abandonner sa part de bonheur (*ibid.*)

Il y aurait enfin un recueil attribué à un certain Julien le Théurge, censé vivre au IIe siècle, *Les Oracles Chaldaïques* (édité par E. des Places, Les Belles Lettres, 1971), dont les vues ressemblent beaucoup à celles de Noumenios. Ce sont des spéculations mystiques dans un esprit platonicien. On y trouve un Dieu Père dont procède l'Intelligence (νοῦς), qui a créé toutes choses en perfection et les a livrées à ce deuxième intellect. Il y est évoqué τακτὴ μονάς ἐστιν ἣ δύο γεννᾷ (frag. 12) : « une monade subtile qui engendre deux. » Proclos y voit la première hypostase). On y trouve des choses comme :

> « Ô vous (dieux platoniciens) qui connaissez, en le pensant, l'abîme paternel hypercosmique (ὑπέρκοσμον πατρικὸν βυθὸν)… » (frag. 18).

Ce père est un intelligible qui est toutes choses intelligiblement (frag. 21). Cette monade apparaît comme triadique (frag. 26), et tout en procède (Lire *Oracles Chaldaïques*, p. 75-76, 80).

Complémentaire à ce mouvement descendant, on a, sur le plan psychologique, un mouvement ascendant. (*Ibid.*, p. 95-99).

Ces textes feront les délices des néoplatoniciens postérieurs. Plotin ne semble pas en avoir tenu compte (chez lui, les trois hypostases sont verticales) ; mais Porphyre et Jamblique s'en sont nourris, ainsi que Synesios de Cyrène, au Ve siècle (l'élève d'Hypatie). Les chrétiens les ont tôt cités : Tertullien, Marius Victorinus, Augustin…

PLOTIN

La dernière fois, nous en avons donc fini avec ce qu'il est convenu d'appeler les moyens platoniciens, que nous avons passés en revue en relevant ce que cette tradition, en dépit de ses diversités, a de commun : un esprit pythagorisant, une conception de la philosophie platonicienne comme itinéraire de l'âme, une conception hiérarchique de l'univers dont l'âme de chacun est appelée à remonter les degrés vers le plus haut. Ce degré supérieur est conçu de manière plus ou moins transcendante, qu'il s'agisse d'un Premier qui serait intelligence et être ou, mieux, d'un Premier qui serait l'Un suprême, les autres – Intelligence et Âme du monde – étant des uns dérivés du Premier dont il procède.

***

Et nous arrivons enfin à Plotin (205-270), qu'on regarde, traditionnellement, comme le point de départ de ce que l'on a appelé – un peu trop commodément à mon sens – le néoplatonisme. Ce qui est certain, c'est que Plotin dispose d'une tradition déjà longue (nous venons de reconnaître ses principaux noms) – *et qu'il la connaît*. Lui-même, issu du milieu alexandrin, passe pour s'être adonné à la philosophie à 28 ans. Mis en rapport avec les célébrités d'Alexandrie, « il sortait de leurs cours plein de chagrin », jusqu'au jour où, conduit par un ami auprès d'Ammonios, il sortit en disant : « c'est l'homme que je cherchais », et il devint le disciple de ce professeur mystérieux, surnommé « le porteur » et qu'on dit platonicien. On voudra bien remarquer que l'ambiance de l'école d'Ammonios est secrète, et que Plotin, raconte Porphyre, « faisait des cours selon l'enseignement d'Ammonios », mais sans rien écrire, « gardant ignorés de tous les dogmes qu'il avait reçus d'Ammonios ». On reconnaît le style cher aux pythagoriciens. On a tout dit sur ce type, y compris que c'était un ancien chrétien, mais on n'a jamais pu établir grand-chose et Ammonios reste un mystère. Comme d'autre part il n'a jamais rien écrit du tout, on en est réduit aux conjectures (voir Porphyre, *Vita Plotini*, 3).

Toujours est-il que, devenu après quelques aventures (voir mes deux articles [14]) professeur à Rome, et très bien vu des autorités, Plotin se sert, dans ses cours, de la tradition que nous connaissons sous le nom de moyen platonisme. Voyez ce que dit Porphyre à ce sujet : Plotin connaissait bien les dogmes stoïciens et aristotéliciens (notamment la *Métaphysique*), etc. « Dans ses cours, on lisait d'abord des commentaires de Sévère (un platonicien du IIe siècle ap. J.-C. dont on ne sait rien sinon qu'il avait commenté le *Tim.*), de Cornios (un autre platonicien du IIe siècle), de Noumenios (que nous avons déjà rencontré), de Gaius (le mystérieux, voire le fantomatique platonicien), d'Atticus (le farouche platonicien qui

14. L. Jerphagnon, « Platonopolis ou Plotin entre le siècle et le rêve », *Néoplatonisme, Mélanges offerts à Jean Trouillard*, *Les cahiers de Fontenay*, 19 à 22, mars 1981 ; « Plotin, Épiphanie du Νοῦς », *Offrande philosophique à la mémoire de J. N. Théodoracopoulos*, Diotima, Athènes, 1979.

n'aimait pas tellement qu'on aristotélise...) » (*Vita*, 14). Suivent des noms d'aristotéliciens de même couche chronologique : Aspasius, Alexandre d'Aphrodise, Adrastos : tous des exégètes soigneux. Et Porphyre ajoute (*ibid.*) : « Mais jamais on ne lisait un passage sans plus ; (Plotin) y ajoutait des spéculations propres et originales et des explications dans l'esprit d'Ammonios ; il se pénétrait rapidement du sens des passages lus, et il se levait pour expliquer brièvement une profonde théorie. »

Donc Plotin tenait compte des textes des platoniciens dits « moyens » – au point même que des gens, en Grèce, disaient que Plotin plagiait Noumenios (*Vita*, 17) – et même, précisait-on aimablement qu'il recopiait ce qu'il y a chez Noumenios de moins bon (*ibid.*). D'où, chez Porphyre, le projet de laver Plotin de cette accusation en publiant une lettre d'Amelios à Porphyre. Il y est dit notamment : « Songe en particulier que l'intention de Noumenios, que certains tirent vers une doctrine en accord avec la nôtre, n'est pas très facile à saisir ; car, semble-t-il, en des temps différents il s'est exprimé différemment sur les mêmes questions... » (*ibid.*). Voir aussi *Vita*, 18. Plus loin, Porphyre fait état d'une autre lettre, de Longin cette fois, une *Préface* d'un Περὶ τέλους, où il est dit ceci : il y a des commentateurs qui s'attaquent à un très grand nombre de problèmes et de façon personnelle, comme Plotin et (un certain) Gentilianus. Plotin « a pris comme base, semble-t-il, les principes de Pythagore et de Platon, pour donner une explication plus claire de ce qui avait été dit avant lui ; et les écrits de Noumenios, de Cronios, de Moderatus, de Thrasyllos sont loin d'approcher en exactitude ceux que Plotin a composés sur le même sujet » (*Vita*, 20). Au fond, Plotin aurait révisé la tradition platonicienne et il l'aurait remise en forme.

Cela dit, rappelons, avant de voir l'enseignement proprement dit de Plotin, que c'est par Porphyre que nous est parvenu cet enseignement. Porphyre, fidèle à des habitudes qui sont celles de son milieu, a regroupé les traités en 6 groupes de 9, nombres chargés de symboles, bien sûr, ce qui fait 54 traités, qu'il propose, non pas dans l'ordre chronologique, mais selon une systématisation qui lui est propre. Il explique dans la *Vita* 4-6, comment est venu au jour le *corpus* plotinien et il en donne la chronologie : à son arrivée dans le groupe des disciples de Plotin, ce dernier en avait déjà écrit 21, étalés sur 10 ans. Pendant le temps où il fut son élève, soit six ans à peu près, Plotin écrit 24 autres traités. Enfin, Porphyre parti, Plotin rédigea encore 9 traités dans l'année qu'il lui reste à vivre. Je signale que tout cela est imprégné de considérations numériques qui ont leur importance dans l'esprit du temps. Je souligne aussi que mieux vaut lire les *Ennéades*, non dans l'ordre de Porphyre (repris par l'édition des Belles Lettres), mais dans l'ordre chronologique (Voir J. Igal, *La Cronologia de la Vida de Plotino de Porfirio*, Bilbao, univ. de Deusto, 1972 et bien sûr l'édition monumentale commencée chez Vrin sous la direction de P. Hadot, Cerf, à partir de 1988).

Lucien Jerphagnon renvoie ici à son cours sur Plotin, et aussi au « Texte de référence » : (Enn. 5. 1. 8) touchant l'exégèse du Parm[15].

Tel est le principe du plotinisme – principe qui découle pour Plotin de son exégèse, authentiquement platonicienne selon lui, du *Parm.* : tout être et tout non-être sont des modes de l'Un. Tout être aspire à son unité,

15.Voir en annexe p. 145-146.

car c'est elle qui le constitue – ou, pour mieux dire, tout être se pose lui-même dès lors qu'il réalise son unité. Et la totalité elle-même s'autogénère en expliquant une unité qui lui est immanente.

J'ai fait allusion au cosmobiologisme stoïcien, dont est imprégné Plotin – cette idée d'un grand Vivant animé jusqu'à la plus infime de ses parties. Ce qui l'anime (ce qui l'unifie), c'est l'Âme du monde. Et en deçà, il n'y a plus que la matière, pure privation, point où il n'y a plus de possibilité de conversion : la *procession* à partir de l'Un ne peut plus compenser par sa *conversion* son glissement vers le néant, un néant dont on ne peut plus rien dire.

Mais le tout le plus un est encore un non-un. La totalité échoue à s'unifier totalement. Et si la totalité intelligible, au niveau de l'Intelligence, au niveau du *Νοῦς*, contrôle toutes ses raisons, puisqu'elle les pose en posant, puisqu'elle unifie leur multiplicité extrême dans sa relative unité, il reste pourtant en elle quelque chose qu'elle ne contrôle pas, qui se dérobe et la domine – et cela, d'où elle procède, cela à partir de quoi elle se pose elle-même comme Intelligence pensant la totalité, cela qui n'est pas *chose*, cela *elle ne l'atteint que négativement*, en niant tout, et en se niant elle-même ; cet Un-là, c'est l'Un-qui-n'est-pas (l'Un de la 1re hypothèse du *Parm.* : l'Un qui n'est pas parce qu'il n'a pas à être un, ni l'être de l'un, ni l'un de l'être).

ANNEXE

Le texte de référence chez Plotin (*Enn.*, 5. 1. 8), touchant l'exégese du *Parménide* (trad. L. J. et réf. édition Bréhier.) :

« Et de là les trois (degrés) de Platon : "Toutes choses sont dans la mouvance du Roi qui règne sur tout", dit-il, (qui est) "le Premier" ; et le second ordre dans la mouvance du Second ; et dans la mouvance du Troisième, ce qui est de troisième rang [cit. approximative de *Épist.* 2, 312 e, fausse, mais que Plotin tenait pour authentique]. Il dit encore qu'Il est "le père de la cause" [cit. approximative de *Épist.* 6, 323 d, fausse elle aussi] – or, c'est en disant que la cause, c'est l'Intelligence (νοῦς) [allusion à *Phil.* 26 e, rapproché de *Phil.* 30 c]. Le Démiurge, en effet, c'est l'Intelligence, selon lui : il dit de lui que l'Âme (τήν ψυχὴν), "il la fabrique dans un cratère" [cit. approximative de *Tim.* 41 d ; à rapprocher de *Phil.* 28 c, où l'Intelligence est "roi de notre ciel et de notre terre"]. Le père de la cause, c'est-à-dire l'Intelligence, c'est, dit-il, le Bien (ἀγαθὸν) et ce qui est au-delà de l'Intelligence et au-delà de l'essence (καὶ τὸ ἐπέκεινα νοῦ καὶ <ἐπέκεινα οὐσίας>) [cit. de *Resp.* 6, 509 b, sans l'article]. En plus d'un endroit [L. J. : en fait, nulle part en propres termes dans les textes de Platon], que l'être soit l'idée, il le dit, et donc c'est du Platon que de penser que l'Intelligence procède du Bien et que de l'Intelligence procède l'Âme. Et nos discours n'ont de ce fait rien de neuf ; ils ne sont pas d'aujourd'hui, mais ils ont été proférés il y a beau temps, sans toutefois être développés – et aujourd'hui, de ces vieilles opinions nous sommes seulement les exégètes, car leur antiquité est attestée par les écrits de Platon. Avant lui, Parménide était partisan d'une telle opinion lorsqu'il ramenait à l'unité l'être et l'intelligence, enseignant que l'être n'était pas dans le sensible, et disant : “Penser et être, c'est la même chose” – et aussi, il dit que l'Être est immobile. Bien qu'il lui adjoigne la pensée, il en écarte tout mouvement corporel afin qu'il demeure identique à lui-même. Il le compare à une masse sphérique, du fait qu'il contient toutes choses en lui et que le *connaître* ne lui est pas extérieur, mais intérieur. Mais en l'appelant Un dans ses écrits, il encourait un reproche, puisque cet un-là se trouve multiple. Le *Parménide* de Platon est plus rigoureux ; il distingue le premier Un, l'Un proprement dit (*Parm.* 137 e), le second Un qui est unité-multiple (*Parm.* 142 b), et le troisième qui est un et multiple (*Parm.* 156 b). Ainsi est-il en accord avec la théorie des trois Natures (καὶ σύμφωνος οὕτως καὶ αὐτός ἐστι ταῖς φύσεσι ταῖς τρισίν) ».

BIBLIOGRAPHIE

J. Moreau, *Plotin ou la Gloire de la philosophie antique*, Vrin, 1970.

P. Hadot, *Plotin ou la Simplicité du regard*, Études Augustiniennes, 1973.

A. Charles-Saget, *L'Architecture du divin : Mathématiques et Philosophie chez Plotin et Proclos*, Les Belles Lettres, 1982.

J. C. Fraisse, *L'Intériorité sans retrait : lecture de Plotin*, Vrin, 1985.

J. M. Charrue, *Plotin lecteur de Platon*, 2e éd., Les Belles Lettres, 1987.

J. Laurent, *Les Fondements de la Nature dans la pensée de Plotin : procession et participation*, Vrin, 1992.

J. Laurent, *L'Homme et le Monde selon Plotin*, ENS, 1999.

P. Hadot, *Plotin, Porphyre, études néoplatoniciennes*, Les Belles Lettres, 1999.

J. M. Charrue, *De l'être et du monde : Ammonios, Plotin, Proclos*, Klincksieck, 2001.

B. Collette-Duci, *Dialectique et Hénologie chez Plotin*, Ousia, 2002.

M. Fattal, *Études sur Plotin*, Collectif., L'Harmattan, 2000.

A. Philonenko, *Leçons plotiniennes*, Les Belles Lettres, 2003.

J. M. Charrue, *Illusion de la dialectique ; dialectique de l'illusion*, Les Belles Lettres, 2003.

S. Roux, *La Recherche du Principe chez Plotin, Aristote et Platon*, Vrin, 2004.

G. Aubry, *Dieu sans la puissance. Dunamis et Energeia chez Aristote et Plotin*, Vrin, 2006.

M. Fattal, *Plotin face aux gnostiques*, L'Harmattan, 2006.

Plotin, *Sur le Beau, et autres traités*, L. Brisson et J. F. Pradeau (*Dir.*), traduction, chronologie, bibliographie, Flammarion, 2008.

L. Lavaud, *D'une Métaphysique à l'autre : Figures de l'altérité dans la philosophie de Plotin*, Vrin, 2008.

PORPHYRE

VITA PLOTINI [1]

1. Caen, 1983-1984 (N.D.E.).

INTRODUCTION

Je précise avant toute chose que le sujet de ce cours a été choisi en raison, non seulement de son intérêt philosophique, qui est certain, mais aussi de son époque, ce IIIe siècle romain si profondément anxieux, troublé dans les cités, les communautés humaines, dans les âmes. Avec E. R. Dodds, on peut parler, pour caractériser cette période, d'âge d'anxiété (Un livre à lire : E. R. Dodds, *Païens et Chrétiens dans un âge d'angoisse*, trad. H. D. Saffrey, La Pensée sauvage, 1979 [1]). C'est la philosophie en temps d'insécurité.

Pour rendre aussi brève que possible l'introduction et nous mettre au plus tôt en présence du texte lui-même, je vais me borner à quelques indications indispensables sur Porphyre : vraiment deux mots.

Porphyre de Tyr, né en 234, mort vers 310, a laissé à ses contemporains une œuvre considérable – aujourd'hui disparue en grande partie, mais dont ce qui a disparu a conditionné, on peut le dire, la pensée philosophique d'Occident pendant des siècles, et à vrai dire de façon définitive.

Élève de grands maîtres – Longin à Athènes, et à Rome Plotin, dont il fut l'élève pendant six ans. Atteint

1. Nouvelle édition plus récente, Les Belles Lettres, coll. « L'Âne d'or », 2010 (N.D.E.)

de « déprime », songeant au suicide, il voyagea, sur le conseil de Plotin. Il se fixa en Sicile à Lilybée, servit à Rome en 270 où il prit la succession de Plotin mort entre temps. Il vécut dans le souvenir fervent de ce maître qu'il regardait avec juste raison comme sublime, et il s'attacha – on est toujours en ce temps l'exégète de quelqu'un – à étudier l'œuvre, en la systématisant à sa façon et, à vrai dire, en le remaniant selon ses propres vues philosophiques, qui étaient originales.

On peut dire que Porphyre s'est attaché au savoir de son époque dans son ensemble : grammaire, commentaire d'Homère, rhétorique, astronomie, mathématiques, mythologie, religion (il est un adversaire passionné du christianisme, ce qui explique la disparition de tant de ses œuvres, qui ont été détruites lors du triomphe des chrétiens sous Constantin), histoire de la philosophie, morale, la philosophie première (la métaphysique). Avec cela les commentaires (Platon, Aristote, notamment la logique pour laquelle il composa l'*Eisagôgè*[2], un best-seller que l'on devait traduire dans toutes les langues et qui allait être indéfiniment commenté du IVe au XVIIe siècle.

La *Vita* n'est pas seulement une biographie. Elle est aussi une introduction à la nouvelle édition que Porphyre propose des traités de Plotin, regroupés en ensembles de neuf : les *Ennéades*. De plus, je pense qu'elle a un but apologétique : faire apparaître Plotin lui-même comme une épiphanie du νοῦς, autrement dit de la deuxième hypostase.

Le mieux est que nous nous laissions maintenant porter par le texte, ligne par ligne, selon ma méthode, et que ce soit le texte lui-même qui nous fournisse l'occasion d'aller plus loin dans tout ce qui le porte.

2. L'*Introduction* aux *Catégories* et commentaire par demandes et réponses. Éd. A. Busse, Berlin, 1887.

COMMENTAIRE

CHAP. 1

ἐῴκει μὲν αἰσχυνομένῳ ὅτι ἐν σώματι εἴη, « *gêné d'exister dans un corps* ». Et cela va loin, puisque Porphyre ajoute immédiatement que cette gêne s'étendait jusqu'au fait de posséder une généalogie, une localisation ethnique, ou même une date de naissance [1] : bref, aucune attache dans le temps ni dans l'espace. Pas question de fixer cette apparence dans une quelconque matière : peinture et sculpture sont refusées. Car il ne fallait pas, en somme, *redoubler* une image naturelle (εἰδώλου εἴδωλον), qui a pour elle d'être éphémère et à quoi il ne faut donc pas donner une chance contre nature de se perpétuer. La seule statue qu'il nous faille sculpter est idéale : *Enn.* 1. 6. 9, l. 7, Bréhier, I, p. 105.

Remarque.

Le plus drôle est que nous possédons plusieurs têtes qui sont censées représenter Plotin. Voir P. Hadot, *Plotin ou la Simplicité du regard*, Plon, 1963, p. 163 ; 2e éd., Études augustiniennes, 1973 ; et l'éd. J. Pépin, s. v. *Castricius*.

1. Voir chap. 2, *in fine*.

Cela dit, revenons sur cette « gêne d'exister dans un corps ». Elle n'est pas spéciale à Plotin. Elle est du siècle, un siècle – nous l'avons dit – éprouvé, inquiet, où les hommes désemparés se tournent vers le réconfort de la spiritualité : il y a un « ailleurs », un « autrement », un « au-delà », vers quoi on imagine un passage possible, ou plutôt des passages, selon les goûts et les possibilités de chacun :

– pour les intellectuels, un retour au platonisme, un *revival* platonicien incontestable [2], mais aussi superficiel et parfois louche ;
– pour les esprits religieux, les cultes à mystères, et il y en avait toutes les variétés ;
– pour les amateurs de spéculation, les gnoses de toute sorte, les astres, les cieux dont les humains procèdent en revêtant des défroques de plus en plus grossières dont la dernière serait précisément le corps.

Bref, « cette époque a la nausée du corps » (P. Hadot, *Plotin…*, *op. cit.*, p. 23), qui est une nausée de ce qui peut l'atteindre : les maladies, les blessures, les coups, le besoin. C'est une *négation fervente des limites* que nous assignent la nature et finalement la mort. Le livre d'A. Roussel, *Porneia*, PUF, 1983, apporte des données intéressantes sur le corps vu par les anciens, qui le connaissaient mal, et sur l'apparition de la continence sexuelle : du IIe au IVe siècle, on passe de la maîtrise du corps à la privation sensorielle.

Approfondissons encore « cette gêne d'exister dans un corps », dont nous disions qu'elle était en quelque sorte un « mal du siècle », ou – hors de tout jugement de valeur – un fait de civilisation.

---

2. Voir L. Jerphagnon, *Vivre et Philosopher…*, *op. cit.*

D'où vient-elle ? Je dirais qu'elle fait corps avec la vision que l'homme de cette époque porte sur le monde matériel ; qu'elle est impliquée dans l'appréciation qu'il donne de la *matière*, ressentie comme le lieu de toutes les contraintes et la source de toutes les angoisses. Sur ce point, je crois qu'on peut se fier à l'analyse d'E. R. Dodds.

Quelle image ces gens-là se font-ils du *cosmos* ? Ils ont hérité de la cosmologie aristotélicienne et des astronomies hellénistiques. La terre est un globe suspendu dans l'espace, au centre d'un système de sphères concentriques en mouvement, et qui forment autant de cieux : terre, atmosphère (plus ou moins claire) qui va jusqu'à la sphère porteuse de la lune. Au-delà, d'autres sphères de plus en plus subtiles, éthérées : sphères du soleil et des cinq planètes, dont la consistance (éther) est la forme la plus légère de la matière. En gros, tout le monde (sauf les épicuriens) voyait les choses ainsi. Cet agencement était divin dans son ordre, son harmonie, sa régularité. Au fond c'était la sphère dans laquelle était encastrée la lune qui formait la frontière entre les deux états du monde, en dessous et au-dessus. En dessous (*sub-lunaire*) : un monde périssable, domaine du changement, du mouvement qui déplace (et dégrade) les lignes, de la corruption, de la mort ; un monde donc « nécessairement hanté par le mal » (*Théét.*, 176 a). Au-dessus (*supra-lunaire*), les cieux invariables, incorruptibles (et qui vont le rester jusqu'à la Renaissance).

E. R. Dodds a remarqué qu'« avec le temps, cette opposition traditionnelle entre le monde céleste et le monde terrestre fut de plus en plus soulignée » (*Païens et Chrétiens…*, *op. cit.*, p. 20) et on l'utilisa de plus en plus pour justifier une éthique, et plus profondément une manière de sentir, de se comporter : mépris grandissant (nourri par les angoisses du temps) pour la vie qu'on mène dans le monde sublunaire. La terre n'est qu'un point dans une sorte de chiure de mouche. Elle est faite de limon où tout est putréfaction. D'où la dépréciation des désirs humains, vains par définition : c'est fumée, néant. Voyez les textes de Marc-Aurèle, un siècle à peu près plus tôt [3]. Le monde humain est une sorte de théâtre de marionnettes, une agitation sans grande signification. Chez certains – notamment chez les chrétiens – règne le sentiment de l'infériorité du monde sensible, qui se trouve déclassé par rapport au spirituel. En parlant des chrétiens, nous touchons à un point important. En effet, aucun philosophe païen, stoïcien, platonicien véritable, aristotélicien, ne pouvait ainsi condamner le *cosmos* en son entier et en son principe ; il fallait donc que cette dépréciation se fût aggravée à partir d'ailleurs.

En fait, c'est à partir de l'Orient : l'Orient, où le dualisme était plus radical et le pessimisme plus profond quant aux deux puissances (mythiques) qui sont censées gouverner le monde, du moins selon les gnostiques, selon les spéculations d'Hermès Trismégiste – et selon les chrétiens (dont le Maître a pourtant tiré un triomphe éclatant par sa mort et sa résurrection). « La figure de ce monde passe ».

Alors, dans ces conditions, on ne pouvait pas avoir de la condition humaine une représentation bien mirobolante. Les chrétiens prêchaient à qui voulait les entendre que l'Homme était un pèlerin de passage, qu'il était là

---

3. Il s'exerce au détachement, par une méthode *psychologique* éprouvée : diviser les objets attirants en autant de parties qu'il est requis pour les mépriser. Tout y passe, la bouffe, la boisson, l'amour : ce n'est que cela… Cela ne *vaut* donc pas de soulever un tel attachement, une telle passion. Or, n'oublions pas que les platoniciens de cette époque tardive ont depuis longtemps assimilé les leçons stoïciennes.

pour gagner le ciel, ce qui n'était pas facile d'ailleurs [4]. Les philosophes, eux, pensent que l'homme a perdu ses ailes, a perdu sa vraie nature. Lisez les *Métamorphoses* d'Apulée... L'âme est punie par où elle a péché – par narcissisme : elle est tombée amoureuse de sa propre image, reflétée dans le *cosmos* matériel, elle s'y est en quelque sorte fascinée, se bloquant au plus bas niveau de son itinéraire [5]. Bref, « les païens et les chrétiens (pas tous les païens ni tous les chrétiens) rivalisaient les uns avec les autres pour maltraiter leur corps à plaisir » (E. R. Dodds, *Païens et Chrétiens...*, *op. cit.*, p. 43. 44) – du moins en parole : de la boue, du sang, de la pisse, etc. L'âme y nage comme dans une eau résiduelle, dont il faut se sortir. C'est l'époque où un Origène (185-254) se châtre (comme les châtrés de la Grande Mère).

« D'où venait cette folie ? » se demande E. R. Dodds. « Là encore, répond-il, je n'en sais rien. » (*Païens et Chrétiens...*, *op. cit.*, p. 49). Tout cela n'est pas très grec, c'est tout ce que l'on peut dire, même si certains esprits grecs ont donné là-dedans. « Ce mépris de la condition humaine et la haine du corps ont été des maladies endémiques dans toute la culture de cette période » (*Païens et Chrétiens...*, *op. cit.*, p. 50).

Or, ce qu'il faut aussitôt poser, c'est que *Plotin* – qui partageait là-dessus l'esprit de son siècle – *ne s'est pas arraché à cette condition humaine par des procédés affectifs, par des « techniques », par des manigances plus ou moins superstitieuses, mais par un approfondissement et une adaptation originale du vieux rationalisme grec.*

---

4. Comme E. R. Dodds l'a bien vu, le Dieu chrétien avait imposé à ses fidèles un stock de commandements absolument impossibles : « Soyez parfaits... » (Mt 5, 48).

5. Voyez ce que dit Plotin, *Enn.*, I, 6, 8.

Ce n'est pas un gourou, un yogi, un mage[6]. C'est un sage, et si mystique il y a, c'est un mysticisme philosophique, d'ordre rationnel ou, plus largement, d'ordre intellectuel.

Enfin, P. Frutiger (*Les Mythes de Platon*, Alcan, 1930, p. 269. 270) le dit si peu artiste et trop indifférent à la beauté littéraire pour vouloir rivaliser avec les poètes. « De fait, il n'y a pas de mythes dans les *Ennéades*, mais seulement ou des interprétations allégoriques d'anciens mythes, ou de simples comparaisons. Plotin n'expose pas les croyances concernant la vie future, la métamorphose, la rétribution après la mort, dans le cadre de récits nettement mythologiques, et *il néglige même d'indiquer*, comme Platon ne manque jamais de le faire, *que ces croyances sont indémontrables*, et partant, moins certaines que le reste de la doctrine. »

CHAP. 2

οὔτε κλυστῆρος : il *ne voulait jamais prendre de lavements...*

Cela nous paraît évidemment bizarre. Mais il faut voir là-dedans une pudeur liée à ce que nous avons dit précédemment. Prendre un lavement n'est pas une opération bien exaltante ni bien noble…

οὔτε τὰς θηριακὰς: *il refusait aussi de prendre de la thériaque*[7]. – Prendre ce médicament contrariait le végétarisme pythagoricien. En effet la thériaque, dont il exis-

---

6. Ce n'est pas un yogi. Il n'a même pas le style d'un Apollonios de Tyane. Il a même un certain sens du confort, nous le verrons plus loin. Selon Plotin, se livrer à des pratiques cultuelles exagérées, c'est prendre la question par le mauvais bout.

7. Médicament très composé, que l'on regardait comme un spécifique contre toute espèce de venins et de serpents. Il aurait été inventé par un médecin de Néron.

tait plusieurs variétés, comportait un morceau de vipère. Ce genre de mixture, faite de plantes nombreuses, se perpétuera jusqu'à la fin du XIXe siècle. Voyez Pline l'Ancien, *Histoire Naturelle*, 20. 100 ; 29. 38 ; et *Le Livre de la thériaque* (fin du XIIe siècle), Biblioth. nat., 1950, n° 379.

μηδὲ τῶν ἡμέρων ζῴων : *il ne se nourrissait même pas de la chair des animaux domestiques*. Ce n'était donc pas pour se permettre de manger celle des animaux sauvages ! Remarquons que Plotin ne préconise pas, dans les *Ennéades*, la *doctrine* végétarienne. Il met juste en garde contre la gourmandise qui contribue à entraver la libération de la ψυχή (voir *Enn.* 3. 4. 2 : Plotin admet la métensomatose animale, mais n'en tire aucun argument en faveur du végétarisme. Il refuse toute chair en tant que telle, car on ne peut pas dire que la thériaque soit trop lourde, ou incite à la gourmandise).

Je suivrai donc sur ce point J. Bouffartigue et M. Patillon, dans leur introduction au περί ἀποχῆς ἐμψύχων de Porphyre (Les Belles Lettres, I, 1977), qui pensent que cette pratique s'exerce en relation avec le pythagorisme, dont on ne peut penser que Porphyre avait été un sectateur convaincu. Il y a d'ailleurs, nous le verrons, une composante néopythagoricienne indéniable dans le néoplatonisme.

ἐπί τῆς οἰκίας : *il se faisait faire des frictions chez lui*. – Cela supposait qu'il en avait les moyens. Cela indique aussi qu'il évitait de se mêler à la foule de baigneurs, qu'il entendait ne perdre aucun temps à ces distractions si agréables dont les gens de son époque étaient friands, et qui se passaient dans des lieux admirables où tout était disposé pour la joie du passant. « Aujourd'hui », écrit un certain Artemidore, « les bains ne sont rien d'autre qu'un moyen qui vous aide à mener une bonne vie ».

τοῦ κυνάγχου : *une esquinancie très grave.* – Une κυνάγχη, c'est originairement un collier de chien, et secondairement une esquinancie, terme hippocratique (médecine d'Hippocrate, Galien, etc.) – qui pouvait se traduire, comme le fait P. Hadot, par angine, maladie de la gorge. Laquelle ? Eustochias – un médecin d'Alexandrie – en a communiqué à Porphyre la symptomatique, à partir de quoi on en est réduit aux conjectures les plus vagues. Les médecins ont pensé à *l'elephantiasis graeca*, une sorte de lèpre tuberculeuse (sa laryngite aurait été de cette nature, en somme) ; à une *phtisie*, à un *cancer*... On aurait tort de phosphorer là-dessus : nous n'en saurons jamais rien, comme du reste sur toutes les maladies dont souffraient des gens de l'antiquité – ou pas grand-chose : plus tard peut-être, à la faveur de découvertes permettant d'interpréter. Toujours est-il qu'il se retire en Campanie, où il ne manque de rien. Il semble d'ailleurs n'avoir jamais manqué de rien. En effet, on remarquera plus loin – et j'ai moi-même attiré l'attention là-dessus – qu'il n'a jamais connu le besoin, et qu'il avait un train de vie qu'on dirait aujourd'hui bourgeois. Simplement, il n'y prêtait pas attention, il ne cherchait pas à l'améliorer comme il eût pu le faire. Bref, juste le degré de confort requis pour la liberté d'esprit.

πειρᾶσθαι τὸ ἐν ἡμῖν θεῖον ἀνάγειν : *faire remonter ce qu'il y a de divin en moi...* – On a là un résumé de sa doctrine et de sa pratique. Chaque âme participe du divin à chaque instant, mais c'est le plus souvent sans le savoir, sans y prêter attention. Ce qu'il faut, c'est que l'âme s'efforce – par l'ascension spirituelle progressive selon les niveaux de son moi – de se dépouiller de ce qui l'alourdit, de ce qui n'est pas divin en elle, afin que l'âme coïncide avec le νοῦς, et aussi – suprême difficulté – avec l'Un, de qui procède l'univers, et vers qui l'univers doit retourner. Bref, que mon âme rejoigne l'Âme du monde et, unie à elle, accomplisse la divine *épistrophè*. Voyez *Enn.* 6. 15. 12. 18. Tout est là, en somme, dans cet incessant mouvement de *proódos* et d'*épistrophè*, de « procession » et de « conversion ».

δράκοντος (δράκων) : *un serpent passe sous le lit.* – Histoire symbolique du serpent : animal consacré à Apollon, symbole de l'âme, qui peut être aussi le δαίμων de Plotin, qui s'en va d'un corps où il n'a désormais plus rien à faire. Car on verra, en 10, que Plotin avait la chance de posséder un δαίμων de nature divine [8].

τοῦ δευτέρου ἔτους τῆς Κλαυδίου : *à la fin de la deuxième année du règne de Claude.* – Il s'agit bien sûr de Claude II dit le Gothique (à cause de ses victoires) qui régna sur l'Empire de 268 à 270. Selon J. Igal, nous serions en février 270. (C'est seulement trente ans après que Porphyre écrira sa vie sous Dioclétien et la Tétrarchie).

Amélius : reparaît plusieurs fois dans les *Ennéades*. *Firmus Castricius* reparaît en 7. surtout, on sait que c'est à lui que Porphyre devait plus tard adresser le *De abstinentia*, pour le blâmer d'avoir délaissé le végétarisme et l'exhorter à y revenir.

---

8. Héraclide du Pont (IVe siècle av. J.-C.) s'était bricolé une fin de ce genre : il avait ordonné qu'on mît dans son lit mortuaire, à la place de son corps, un serpent (apprivoisé bien sûr). Les gens penseraient qu'il avait été enlevé par les dieux ; malheureusement le bricolage échoua, car au dernier moment, le serpent s'était sauvé. Et la mémoire d'Héraclide en avait souffert…

Οὔτε τὴν γενέθλιον ἡμεραν : *pour le jour de son anniversaire.* – C'était une pratique classique, qui donnait lieu à des réjouissances d'un caractère élevé, où l'on prononçait des discours. Censorinus [9] note que l'anniversaire est l'occasion de vouer un culte particulier au *génie* personnel : « le génie est le dieu sous la protection de qui chacun de nous vit à partir du jour de sa naissance. Ce dieu a sur nous une très grande puissance, bien plus, toute puissance (...). Nous offrons un sacrifice particulier au génie tous les ans (...). Le génie a été placé auprès de nous comme un surveillant attentif... » (*De die natali*, éd. Rocca-Serra, Vrin, 1980, p. 5).

ἐν τοῖς Πλάτωνος καὶ Σωκράτους : *aux anniversaires traditionnels de Platon et de Socrate.* – Les *Platoneia*, on dirait aujourd'hui : le jour de la Saint-Platon. Porphyre y fait allusion plus loin, au chap. 15 : Ἐμοῦ δὲ ἐν Πλάτωνειοις... On retrouve mention de ces fêtes chez Eusèbe, *Préparation évangélique*, 10-3. 1., et chez Marinos [10], *Vie de Proclos*, 23. 15-16. (Vous trouverez des détails dans : Jerphagnon, *Vivre et Philosopher...*, *op. cit.*, p. 191 et n. 26 ; et J. Pépin, *Vie de Plotin par Porphyre*, Vrin, 1982, p. 103-104). Cette commémoration coïncidait avec la fête d'Artémis et d'Apollon à Délos. Cela suppose au moins, dans une période aussi dure que le IIIe siècle, l'existence d'une certaine vie philosophique. De même célébrait-on Épicure, remarquons-le, dans d'autres cercles, et beaucoup plus fréquemment dans l'année.

9. Grammairien du IIIe siècle ap. J.-C.
10. Philosophe grec néoplatonicien (Ve-VIe siècle).

CHAP. 3

καὶ τοὺς μαξοὺς : *il lui découvrait le sein.* – J'imagine que cela ravirait un psychanalyste. Mais ce qu'il ne dirait pas, c'est que huit ans, c'est un an de trop par rapport aux sept ans fixés par Hippocrate comme fin de premier âge (Voir Censorinus, *De die natali*, *op. cit.*, p. 18 *et sq.*). Plotin, qui raconte cela lui-même à Porphyre, reconnaît donc un retard dans sa propre évolution. Mais c'est pour signaler aussitôt que la raison lui fit sur-le-champ renoncer à une pratique qui n'eût rien gagné à se prolonger dans la seconde septaine. Il faut, à mon sens, rapprocher cela d'*Enn.* 3. 4. 6., où Plotin se demande « pourquoi le sage n'a-t-il pas la sagesse ἐξ ἀρχῆς, dès le début ? » C'est, dit-il, « en raison du trouble qui résulte de la génération » : δὶα τὸν θόρυβον τὸν ἐκ τῆς γενέσεως.

Dans Artémidore, *Onir.* 1. 16, je note la liaison entre l'état du nourrisson et la faiblesse ou la maladie.

κατηφῆ καὶ λύμης... : *morne et chagrin...* – Il n'était pas le seul à éprouver ce découragement devant le menu philosophique qu'on lui servait. Tout cela était sans doute passablement académique. Voir ce que j'en dis dans *Vivre et Philosopher...*, *op. cit.*, p. 235 *et sq.* et dans ma communication à l'Académie des Sciences morales et politiques : « Le philosophe et son langage dans l'Empire romain », séance du 9 mai 1978 ; Lucien dans l'*Icaroménippe* ; Justin dans le *Dialogue de Tryphon.* D'où la rencontre avec cet Ammonios Sakkas – dont nous ne savons rien – qui lui apparaît comme une aubaine. Car c'était du sérieux ; on entrait en philosophie comme d'autres en religion ou au parti ; et cela impliquait une conversion. Rien n'était plus comme avant.

ὡς καὶ τῆς παρὰ τοῖς Πέρσαις : *celle qui se participe chez les Perses.* – Cela suppose chez Plotin un désir d'élargir ses bases philosophiques [11]. Il avait sans doute déjà une idée de ce qui se passait côté Égypte, et il avait envie d'en savoir davantage sur les religions d'Orient. D'où l'idée de ce voyage d'études – idée qu'avait réalisée avant lui un Apollonios de Tyane, du moins si l'on en croit Philostrate, qui avait écrit de ce mage pythagoricien une *Vie* à la demande de Julia Donna, femme du Septime Sévère.

Γορδιανοῦ δὲ τοῦ βασιλέως : *l'empereur Gordien était alors sur le point de passer en Perse.* – C'est alors que, plutôt que d'entreprendre un périple hasardeux, il se mit en passe de profiter de l'appui de l'armée romaine. Gordien régna de 238 à 244. – Ici, reprendre ce que je raconte dans « Platonopolis ou Plotin entre le siècle et le rêve », *Néoplatonisme, Mélanges offerts à Jean Trouillard, Les cahiers de Fontenay*, 19 à 22, mars 1981, et dans « Doux Plotin ? Essai sur les métaphores militaires dans les *Ennéades* », *Revue philosophique de la France et de l'Étranger*, avril-juin 1982.

καὶ Ὠριγένει : et *Origène.* – Ne pas confondre Origène, ce Père de l'Église, alexandrin lui aussi, et celui dont il est question ici, un païen platonicien. Voir K. O. Weber, *Origenes der Neuplatoniker*, München, 1962, Beck Verlag, critiqué par P. Hadot, *Revue philosophique*, avril-juin 1963, p. 280-282 (en fait un éreintement).

11. Il ne faudrait pas pour autant faire de Plotin un adepte des spéculations orientales. Voir là-dessus O. Lacombe, *Annuaire de l'École pratique des hautes études*, 1950-1951, p. 3-17. De même ne s'agit-il pas d'un intérêt spécial de Plotin pour le manichéisme. Voir H. C. Puech, *En quête de la gnose : 1. La Gnose et le Temps*, Gallimard, 1978, 1, 61. Sans doute était-ce une certaine curiosité pour le culte de Mithra tel qu'il se pratiquait chez les Perses.

μηδὲν ἐκκαλύπτειν τῶν Ἀμμωνίου δογμάτων... : *tenir secrets les dogmes d'Ammonios...* – N'y voyez pas un goût puéril de la cachotterie. En fait, ce secret est un indexe de transcendance. Si le savoir que j'acquiers me donne la clef du monde, de son être, de son organisation, alors ai-je le droit de galvauder le secret ? Ne dois-je pas plutôt le garder non pour moi tout seul, mais pour la communauté d'initiés qui saura en profiter puisqu'elle vit de ferveur partagée ? Dimension contemplative aujourd'hui perdue [12]. Donc, ce goût de l'ésotérique montre assez la dimension mystico-religieuse de cet enseignement, dans la tradition pythagoricienne et platonicienne (apprendre par cœur, ne pas écrire...).

μόνος ποιητὴς ὁ βασιλεύς : *que le roi seul est poète.* – Mieux vaudrait traduire : « Que le Roi seul est créateur ». Il y a là une allusion à une tradition platonicienne. **1°** Le βασιλεύς de Platon, *Lettre II*, 312 e (Plotin la croit authentique) : « Tout se rapporte au roi du tout et tout existe en raison de lui. » (περὶ τὸν πάντων βασιλέα πάντ'ἐστι καὶ ἐκείνου ἕνεκα πάντα). Dans cette lettre mention est faite du Premier (l'Un-bien), du Second (Le νοῦς) et du Troisième (l'Âme du monde, selon l'interprétation néoplatonicienne de *Rép.* VI et VII, du *Parm.*, 2e partie ; Plotin la cite (*Enn.* 5. 1. 8.). **2°** Identification du βασιλεύς et du ποιητὴς chez Philon d'Alexandrie. **3°** Chez Apulée de Madaure (125-180), identification, par trois fois, de ce βασιλεύς et de l'*opifex* [13] (I. 64) ; l'auteur cite la *Lettre II* de Platon.

---

12. Aujourd'hui on divulgue la philosophie : comprenne qui pourra. C'est qu'elle ne nous est pas à cœur ; elle ne nous apporte aucune raison de vivre. Autrefois la philosophie était avant tout *psychagogique*.

13. Créateur, artiste.

γράφων οὐδὲν... γράφων δὲν οὐδὲν *: il n'écrivait rien* (bis). – Pendant dix ans. Tout à fait dans l'ambiance platonicienne : Platon, on le sait, se défiait de l'écrit. Il faut relire la *Lettre VII* : « Là-dessus », dit Platon, « il n'y a pas d'écrit de moi, et il n'y en aura jamais non plus : effectivement, ce n'est pas un savoir qui pourrait, comme les autres, se formuler en propositions, mais c'est le résultat d'une familiarité répétée avec ce qui constitue la matière même de ce savoir, résultat d'une existence en commun avec elle (ἀλλ'ἐκ πολλῆς συνουςίας). Soudainement (ἐξαίφνης), comme s'allume une lumière lorsque jaillit la flamme, ce savoir se produit dans l'âme, et désormais, il s'y nourrit tout seul, de lui-même » (341 c d). De même : « C'est pourquoi tout homme sérieux se gardera bien de traiter, par écrit des questions sérieuses et de livrer ainsi ses pensées à l'envie et à la bêtise de la foule », et il ajoute : quand on voit un écrit, il faut se dire « que l'auteur n'a pas pris cela au sérieux, s'il est sérieux lui-même, et que sa pensée reste enfermée dans la pensée la plus précieuse de l'écrivain. » *(Lettre VII*, 344 c d). De même la longue tirade du *Phèdre* 275 c e et 277 *et sq.*, contre l'écriture, qui ne peut avoir d'utilité que pour provoquer la réminiscence chez les gens qui savent, pour rafraîchir une présence.

Enfin, nous retrouvons le même climat de *secret* : les choses qui nous tiennent à cœur, nous ne les partageons qu'avec les initiés, capables de les comprendre. Il y a ici un sens aigu du décalage entre la transcendance du message et le caractère étriqué, infirme, de ce qui peut **1°** *s'en dire*, **2°** *s'en écrire*. Car il y a un double décalage : la parole est déjà inadéquate au message, mais elle peut quand même se reprendre. L'écrit, lui, *fixe* la parole, la revêt d'un carcan durable, et qui ne permet plus la reprise par une parole vivante.

ὡς ἄν αὐτοὺς ζητεῖν : *à poser eux-mêmes des questions*. – Plotin use de la méthode dialectique, par opposition à la rhétorique. Voir au chap. 13.

κατὰ τὸ τρίτον τῆς Φιλίππου βασιλείας : *la troisième année du règne de Philippe*. – Philippe dit l'Arabe (il était Ituréen) a été le successeur de Gordien III (on a prétendu – mais rien de sûr – qu'il l'avait assassiné pour prendre sa place). Ce Philippe a régné de 244 à 249. C'est à son règne, en 248, que sera célébré le millénaire de Rome, avec un faste extraordinaire : les jeux solennels ont été célébrés sur le thème de l'*Aeternitas*, de la *Renovatio*, de la *Felicitas temporum* (L. Jerphagnon, *Vivre et Philosopher…*, *op. cit.*, p. 273). C'est donc en 246 que cet Amelios débarqua à Rome, et il y demeura jusqu'à la première année de Claude II (268-270), donc jusqu'à mai-juin 269. Quant à l'école de ce Lysimaque, on ne sait rien ; Longin le donne pour stoïcien.

πάντα τὰ Νουμηνίου … : *tous les dogmes de Noumenios*. – Ce Noumenios (vous en avez des fragments édités par E. des Places, Les Belles Lettres, 1973) était un syrien d'Apamée, adonné à de hautes spéculations à partir du texte de Platon. On ne sait à peu près rien de lui : il aurait vécu dans la seconde moitié du IIIe siècle. Il fait partie de ces gens dits *moyens platoniciens*, qu'on connaît encore assez mal. Il aurait écrit ce Περὶ τἀγαθοῦ dont il nous reste des morceaux. Il aurait même pondu un traité *Sur l'Infidélité de l'Académie à Platon* et – au dire d'Eusèbe – un autre, *Des Secrets de Platon*.

On y trouve des spéculations sur le dieu suprême et sur ce qui en dérive. L'intéressant est que Noumenios discerne dans Platon une hiérarchie divine qui comprend le Premier Dieu, le Second Dieu ou Démiurge, et le troisième Dieu qui est *le cosmos*, ces trois *hypostases* étant liées entre elles par des fonctions déterminées. Il y a donc chez lui un propos très net de systématisation du platonisme, et ce regroupement s'opère en fonction : **1°** de la *Lettre VII* de Platon (voir plus haut) et **2°** du *Parm.* (2e partie). D'où l'on tire une hiérarchie fixe d'hypostases. Cela est d'autant plus intéressant, qu'une cinquantaine d'années après J.-C., chez le pythagoricien Moderatus de Gadès, on trouve déjà les trois Uns hiérarchisés. Noumenios se sent donc un *vrai* héritier de Platon, un juste interprète, et il n'a que sarcasmes contre l'École, contre l'Académie, l'infidèle qui a tiré Platon en tous sens, et notamment dans le sens du scepticisme. Bref, il pourfend les scolarques déviationnistes (en leur opposant, fait intéressant, la fidélité des épicuriens à leur maître). Plus loin il sera dit que Plotin, dans ses cours, entre autres auteurs, faisait lire des commentaires de Noumenios ; mais qu'il en tirait des développements originaux. Au chap. 17, il est même précisé que de mauvaises langues, en Grèce, prétendaient que Plotin plagiait Noumenios, et Amelios dut même en défendre son patron en écrivant un traité *Sur la différence des dogmes de Plotin et de Noumenios*, avec une lettre destinée à Porphyre (qu'on trouvera p. 18 de l'édition des Belles Lettres). Une allusion est faite à la difficulté qu'on a à comprendre ce que voulait dire Noumenios, et à ses variations. Au chap. 18, Porphyre insiste sur l'originalité de Plotin : cela le préoccupe visiblement. Au chap. 20 (Bréhier, p. 23), il est de nouveau question de Noumenios, dont les textes sont dits dépassés en exactitude par ceux de Plotin ; mais cette fois c'est dit dans une lettre écrite par Longin, en préface à un traité *De fine* (περὶ τέλους) et insérée là par Porphyre. Au chap. 21

encore, on y revient, ce qui marque une préoccupation constante chez Porphyre. Il faut savoir que la question a fait couler beaucoup d'encre, depuis la thèse d'Armstrong en 1940. Vous trouverez un état de la question dans l'édition des *Fragments* de Noumenios par E. des Places, Les Belles Lettres, 1973, p. 23 *et sq.*, ainsi qu'une indication sérieuse de la bibliographie. De même trouverez-vous des lumières dans le volume de la Fondation Hardt, *Entretiens* V, *Les Sources de Plotin*, Vandoeuvres-Genève, 1960 ; P. Hadot, *Être, Vie, Pensée chez Plotin et avant Plotin*, Études Augustiniennes, p. 105, 157, etc. ; E. R. Dodds, « Numenius et Ammonius », *Entretiens sur l'Antiquité classique*, Vandœuvres, Genève, 1960, p. 1-61. De même vous trouverez des développements sur les rapports entre Noumenios et Porphyre dans les *Entretiens*... de la Fondation Hardt, XII, *Porphyre*, *id.*, 1966. C'est donc, vous le voyez, une question qui préoccupe les spécialistes, et à juste titre puisqu'elle touche à la façon dont on comprenait Platon à l'époque. Il y a une vie philosophique autour des textes de Platon, une vie intense, secouée de controverses – et ce, en ce siècle tragique où la sécurité de l'Empire commence à vaciller.

CHAP. 4

τῷ δοκάτῳ δὲ ἔπει τῆς Γαλιήνου βασιλείας... : *la deuxième année du règne de Gallien.* – C'est-à-dire, Gallien ayant régné avec son père Valérien, de 250 à 259 – et seul de 259 à 268 –, en juillet-août 263. Il ressort de tout cela que Plotin est resté sans écrire pendant dix ans, ne commençant à écrire qu'en 253, à quarante-neuf ans. Sans doute ses bonnes relations avec le César y étaient pour beaucoup. (L. Jerphagnon, *Vivre et Philosopher*..., *op. cit.*, p. 185-187). Gallien et Salonine : le dernier couple impérial philhellène, la dernière Cour Lettrée [14].

σχολίων : *Scholies* : explication de textes.

Ἀπὸ μέντοι τοῦ πρώτου ἔτους τῆς Γαλιήννου ἀρχῆς : *depuis la première année du règne de Gallien.* – C'est-à-dire exactement en septembre 253.

τὸ δέκατον ἔτος : *la dixième année…* – donc en 263 (les *decennalia* de Gallien). Toujours l'ambiance platonicienne (et, plus profondément, pythagoricienne) du secret : on ne divulgue pas, on ne galvaude pas, l'enseignement ; on le garde entre initiés.

: *les titres qui ont prévalu.* – On trouve la liste vérifiée et complétée dans J. Igal, *La Cronologia de la Vida de Plotino de Porfiris*, Bilbao, univ. de Deusto, 1972, p. 12.

---

14. À propos des rapports de Plotin avec le couple impérial, les modernes pensent que Plotin s'est tenu à l'écart de la vie politique : P. Hadot le donne pour hostile à toute activité de ce genre (I, p. 141). W. Theiler insiste sur l'absence de toute politique dans les *Enn.*, au point qu'on pourrait parler d'un *Plato dimidiatus*, d'un Platon tronqué, et P. Henry ainsi que R. Schwyzer le pensent aussi (W. Theiler, « Plotin zwischen Plato und Stoa », *Les Sources de Plotin*, p. 67-68, 87, 89). J. M. Rist se range à cet avis, *The Road to reality*, Cambridge, 1967, p. 181-182).

D'autres auteurs sont d'un autre avis. Wiendt fait de lui un conseiller de l'empereur et l'inspirateur de sa politique, ce qui est exagéré. A. Alfödi le considère comme un allié de César dans sa politique culturelle, car Gallien aurait été inquiet de l'influence des officiers illyriens, assez incultes (*Studium zur Geschischte der Weltkrise des 3 Jahrunderts nach Christus*, Darmstadt, 1967, p. 228). En fait, Gagé a ramené le rôle de Plotin auprès de Gallien et Salonine à un rôle plus modeste (J. Gagé, « Programme d'italicité et nostalgie d'hellénisme autour de Gallien : quelques problèmes de *paideia* impériale au IIIe siècle. », *Aufstieg und Niedergang der Römichen Wert*, Berlin, New York, 1975). Mais cela reste incomplet et cela m'a déterminé à reprendre le dossier sur de nouvelles bases : L. Jerphagnon, « Platonopolis ou Plotin entre le siècle et le rêve », *Néoplatonisme, Mélanges offerts à Jean Trouillard, Les cahiers de Fontenay*, 19 à 22, mars 1981, p. 215-229.

CHAP. 5

Γράφει : *Il écrivit alors*. – Même vérification par J. Igal.

CHAP. 6

περὶ τὸ πεντεκαιδέκατον ἔτος βασιλείας Γαλιήνου : *dans la quinzième année du règne de Gallien*. – C'est-à-dire en mai 268. – Il s'agit donc des 54 traités, soit 6 neuvaines.

τὰ μὲν κατὰ πρώτην ἡλικίαν *premiers datent de sa jeunesse*... – Les considérations des tranches d'âge auxquelles se livre Porphyre sont un lieu commun dans l'Antiquité :

1re série : de 50 à 60 ans ; 2e série : de 60 à 65 ans ; 3e série : de 65 à 66 ans (Plotin meurt en 270). Selon la disposition de Solon, on pourrait admettre que Plotin, étant né soit à la fin de 203, *soit au début de 204*, ce serait en somme à la 7e septaine, à 49 ans, qu'il aurait commencé à écrire, soit au moment où l'homme est censé atteindre « la prudence et la maîtrise de son langage » (Censorinus, *De die natali*, *op. cit.*, p. 19). De même meurt-il passé sa 9e septaine, à 66 ans, « au moment où les organes sont languissants » – ce qui correspond à ce que dit Porphyre. Il ne faut jamais perdre de vue que les anciens faisaient leurs délices de cette arithmologie qui nous déconcerte aujourd'hui.

CHAP. 7

Ἀμέλιον... Ἀμεριόν : *Amelios... Amerios*. – Un de ces jeux de mots dont raffolaient les pythagoriciens, du genre σῶμα-σῆμα, πίθος-πιθανός (*Gorg.* 493 a), ἄνοητει-ἄμνηθοι (*Gorg.* 493 b).

Μίκκαλον : *Miccalos.* – diminutif de μίκκος (μίκρος en dorien et en béotien), signifie (petit). On trouve ce nom dans Aristote, Iers *Analytiques*, I, 33, à propos d'un musicien. C'était aussi le surnom d'un médecin de Scythopolis.

παρακουσμάτων… : *beaucoup de connaissances mal digérées.* –En fait, παράκουσμα, ατος veut dire une chose mal comprise, ou mal entendue.

ὁ Φίρμος. – C'est à ce Firmus Castricius, que plus tard, Porphyre consacrera le Περί ἀποχῆς ἐμψύχων (*Sur l'abstinence des êtres vivants*), pour le conjurer de revenir au végétarisme pythagoricien, que l'autre avait sournoisement abandonné. Vous trouverez une édition de ce traité par J. Bouffartigue et M. Patillon aux Belles Lettres, 1977. Curieusement, la théologie de Porphyre s'y montrera plus moyen platonicienne que plotinienne : le Dieu suprême et les démons s'y déploient. De plus, Porphyre y défend la position selon laquelle les animaux ont part au *logos* et à la justice et font partie intégrante de la communauté des vivants.

On remarquera dans tout ce passage que Plotin avait de bonnes amitiés dans le haut milieu romain. De même j'observe qu'il y a là-dedans beaucoup de médecins : Paulinos de Scythopolis, Eustochios d'Alexandrie, Zethos l'Arabe.

D'autre part on peut faire les rapprochements suivants : 1) À propos du médecin Zethos, il est dit qu'« il s'occupait des affaires publiques avec une ardeur que Plotin s'efforçait de contenir » πολιτικὸν δὲ ὄντα καὶ ῥοπας (ῥοπή, ῆς désigne l'action de pencher vers, l'impulsion, etc.).

2) À propos de Firmus Castricius : il vénérait Plotin, bien qu'il eût choisi la fonction publique (οὖν τὸν πολιτικὸν ᾑρημένος βίον).

3) Le passage sur Rogatianus, le sénateur podagre qui abandonne tout sur-le-champ pour se consacrer à son âme… Voyez à ce propos ce que dit Porphyre, *De abstinentia*, 1, 37 et *passim* : plaidoyer porphyrien pour la souveraine liberté du philosophe à l'égard de l'activité politique : « le philosophe ne connaît ni le chemin du tribunal, ni celui de la salle du conseil ». Voilà qui permet de mesurer l'évolution des esprits dans le monde romain : du temps de Sénèque, s'abstenir des affaires publiques équivalait à un suicide civique.

CHAP. 8

οὐδὲ ἅπαξ : *il ne se relisait pas même une fois*. – Tout ce passage confirme le climat platonicien (et néopythagoricien) de l'ensemble : on s'attache peu à l'écrit qui, tout au plus, sert à se ressouvenir, à se mettre en disposition. Il y a même un mépris profond de l'incarnation de la pensée dans cette forme de multiplicité, donc de dégradation, qu'est la matière : lettres, lignes, pages.

ἔγραφε δὲ οὔτε… : *il formait mal ses lettres*… – Voir plus loin, en 13 : λέξεσιν ἁρματάνων. Plotin est donc resté « étranger » et n'écrit pas en grammairien ou en rhéteur. Il ne craint même pas les fautes d'orthographe ni les défauts de prononciation : tout cela est sans doute pour lui indifférent, puisqu'il ne s'attache qu'au *sens* (*νοῦς*).

ἐθαυμάζομεν : *et à notre grand étonnement*. – Traduire par « étonnement » plutôt que par « admiration », car il n'y a là rien d'admirable ; c'était plutôt scandaleux à une époque où l'on était très attaché à la forme (période brillante de *la seconde sophistique*). – On se rappelle que Porphyre souligne le détachement de son maître à l'égard de la correction du style, voire de l'orthographe. Il écrit à la va-comme-je te pousse, il ne se donne pas la peine de se relire, et donc ne voit pas les fautes qu'il laisse. Il ne s'intéresse qu'au νοῦς, au sens.

Je vous dirai d'abord qu'il fallait voir là une marque du détachement platonicien à l'égard de toute incarnation de la pensée dans la matérialité des signes. Lettres, mots, phrases amortissent le sens, le vouent aux hasards de la destruction, de la divulgation, de l'incompréhension. En disant cela, Porphyre va à contre-courant. En effet, ce détachement à l'égard de la lettre va contre la mentalité littéraire de l'époque, contre la mode, qui est au soigné, au « léché », au raffiné. C'est la fin de ce que les spécialistes ont appelé « la seconde sophistique ». C'est le temps de la stylistique ciselée, où tout écrit entre dans une fête littéraire [15], dont se réjouissent les *philologoi* (que la *Vita* oppose aux *philosophoi*). C'est pourquoi Porphyre note aux chap. 17 et 18 que Plotin n'était pas compris des gens superficiels, des esthètes qui s'arrêtent aux mots. Mais faut-il en rester à ce seul niveau d'explication ?

En effet il n'y a pas que l'écrit qui, chez Plotin, soit déficient ; il y a aussi la parole, l'élocution : il bafouillait à l'occasion (chap. 13) ; la composition : il ne se donnait pas la peine d'élaborer des conférences (τοὺς καθόλου λόγους), se contentant d'improviser sur ce qui se présentait.

---

15. On trouve cette ambiance dans Aulu-Gelle (*Nuits*), Athénée, Aelius Aristide.

Et alors, là, il est dit qu'il parlait ἐνθουσιῶν, d'inspiration (chap. 14). Je remarque que c'est le terme dont on se servait pour les oracles de la Pythie de Delphes, servante d'Apollon (on pense alors aux pythagoriciens). Et alors, « quand il parlait, l'apparition du νοῦς à la surface de son masque l'éclairait de sa lumière » (chap. 13, l. 6-7) – et Porphyre ajoute cette précision significative : « c'est alors qu'il devenait vraiment beau » (chap. 13, l. 7-8).

Alors, je crois que tout cela prend son sens lorsqu'on le rapproche de ce qui nous a été dit de Plotin, de son corps déficient (il a toutes les disgrâces) – il ne voit pas clair, il a la diarrhée à tout moment, il a une maladie répugnante, qui éloigne ses amis. Bon. Il a honte d'être dans un corps – et en un sens cela se comprend. Cela veut dire qu'il n'y a rien à chercher du côté de M. Plotin, et que M. Plotin le sait, lui qui ne veut pas qu'on lui souhaite son anniversaire, qui ne veut pas qu'on fasse son portrait. Mais il n'y a rien à chercher du côté de l'homme de lettres, de M. Plotin auteur. À preuve, il est dysorthographique, il ne se relit même pas – et il s'en fiche. Tout cela, comme le corps, c'est du périssable, du matériel, de l'évanescence ; c'est un état passager de la seule réalité qui vaille, de la seule essence qui importe : l'âme de Plotin en tant qu'elle procède du νοῦς, de l'Intelligence, seconde hypostase, et y retourne continuellement.

Et cela se confirme d'autre part, car on voit durement, dans cette perspective, pourquoi il est dit que l'attention de Plotin à lui-même (c'est-à-dire à son vrai lui-même, à son âme) ne se relâchait jamais (πρὸς ἑαυτὸν προσοχὴν, chap. 8, l. 22. 23), si ce n'est quand il dormait – et encore pas longtemps. Il est même précisé que sa pensée ne sommeillait jamais (ἄγρυπνος, chap. 23, l. 3) et qu'elle était tout entière tendue vers le divin qu'il aimait de toute son âme (chap. 23, l. 3-5). Il faisait continuellement retour sur son propre *νοῦς* (καὶ ἡ πρὸς τὸν νοῦν αὐτοῦ διακρὴς ἐπιστροφὴ, chap. 8, l. 22. 23). Plus loin, il est dit que Plotin, aussi longtemps qu'il était en état de veille (ἐγρηγορότως), était en état de tension vers son *νοῦς* (τὴν πρὸς τὸν νοῦν τάσιν [16], chap. 9. l. 17). Plotin est vigilant à l'Esprit. Le dynamisme de l'âme est donc bien marqué : elle se détourne de l'activité d'animation du corps pour faire corps avec l'activité de contemplation du νοῦς dont elle procède et qu'elle veut rejoindre pour s'y unir et, plus profondément, s'unir à l'acte par lequel le νοῦς rejoint l'Un [17].

Dans cette perspective, on voit donc que Plotin est une manifestation du νοῦς. C'est le νοῦς manifesté sur la terre, dans cette vie mortelle, ce qui explique cette transfiguration quand il parle ἐνθουσιῶν. Il est *le* philosophe par excellence, épiphanie du monde des Idées. Le philosophe qui, bien qu'handicapé par son physique, par des structures déficientes, a dominé tout cela et en a fait, au moins l'espace d'un moment, le lieu privilégié d'où rayonne sur les hommes la lumière du νοῦς. Plotin témoigne donc – selon son évangéliste Porphyre, qu'on peut réussir la κάθαρσις, dont Plotin lui-même parle dans les *Ennéades*.

---

16. Τάσις, c'est le terme technique qui, chez le sage stoïcien, désigne la vigilance, ou encore, la sentinelle, le veilleur : le stoïcien est vigilant à l'ordre du monde, qui est la volonté des dieux.

17. Au 14.02.1984 : à propos de Plotin qui dormait rarement et dont il est dit que la pensée ne sommeillait jamais, il me vient l'idée que ce texte a été écrit également dans une perspective antignostique – nous le verrons plus loin – et on sait que Plotin a consacré un traité contre ces sectes. Or, dans les textes gnostiques précisément, la métaphore du sommeil est souvent synonyme de la dégradation de l'esprit : le sommeil est à la conscience ce que la pesanteur est au corps. Et les gnostiques prêchent le réveil. Hermès, un de leurs dieux préférés, est l'Éveillé par l'excellence. Cela pour dire que Plotin est un éveillé, lui aussi, et mieux que n'importe quel sectateur de ces élucubrations. Il est même le vrai éveillé, puisqu'il rayonne la présence du νοῦς.

Voir *Enn.* 3, 6. 5, l. 14-30
3. 6. 6, l. 65-77
6. 9. 9, l. 56-60

C'est à cette expérience – exceptionnelle – que Porphyre fait allusion quand il dit que Plotin a vu le dieu « qui n'a ni forme ni essence. » Toujours en éveil en lui comme hors de lui, Plotin, uni au νοῦς, contemplait et voyait « ce qui n'est pas facile à voir, même, pour les hommes adonnés à la philosophie » (chap. 23, l. 21-24). Et Porphyre, plus attaché aux mythes que ne l'est Plotin, prend soin de noter que cette disposition de communion permanente de la ψυχή avec le νοῦς se trouve en quelque sorte authentifiée par l'Oracle apollinien consulté par Amelios après la mort de Plotin. Ne pas oublier qu'Apollon, pour les pythagoriciens, c'est le nom symbolique de l'Un (*Enn.* 5. 5. 6, l. 27-28 le dit en propres termes).

CHAP. 9

ἔσχε δὲ καὶ γυναῖκας : *il y avait aussi des femmes*. – Il y en avait pas mal autour de lui. Πολλοὶ δὲ καὶ ἄνδρες καὶ γυναῖκες (...) τῶν εὐγενεστάτων : *des meilleures familles*. Voilà qui confirme l'impression que nous avions déjà, d'un Plotin choyé par un milieu fort élevé : le superlatif, ici, en dit long. De même est significative la confiance qu'on place en lui dans ces sphères. Non seulement on fait fond sur son honnêteté scrupuleuse, mais encore sur son habileté, ces gens-là n'ayant pas coutume de laisser leur fortune entre les mains de n'importe qui. Plotin gère tout cela avec la prudence d'un notaire de famille. Bref, Plotin est bien vu d'un haut milieu à qui il rend des services.

πρᾶος : *d'humeur douce.* – Porphyre y insiste au chap. 13 (πρᾳότης) et au chap. 23 (πρᾶος). J'ai étudié la question dans mon article « Doux Plotin… », *op. cit.*, p. 397-404.

CHAP. 10

τῶν δὲ φιλοσοφεῖν προσποιουμένων : *Entre ceux qui se donnaient l'air d'être des philosophes.* – J'ai montré, dans le chap. 12 de mon livre *Vivre et Philosopher…*, *op. cit.*, que c'était un lieu commun tout au long de la littérature de l'Empire : Sénèque, Épictète, Martial, Juvénal, Aulu-Gelle, Aelius Aristide, Lucien, etc.

Ὀλύμπιος Ἀλεξανδραίς : *Olympios d'Alexandrie.* Ce passage est intéressant parce qu'il permet de se faire une idée de l'attitude de Plotin à l'égard des superstitions, des pratiques plus ou moins magiques en faveur à l'époque.

ἀστροβολῆσαι αὐτὸν μαγεύσας ἐπεχειρησεν. *Il tenta d'attirer sur lui l'influence des astres par des procédés magiques.* – L'influence des astres était un lieu commun à l'époque : tout le monde y croyait de façon naturelle, même si chacun gardait sa façon d'y croire. Là-dessus, voir H. Dörrie, « Divers aspects de la cosmologie… », *op. cit.*, p. 400-412 ; E. R. Dodds, *Païens et Chrétiens…*, *op. cit.* Les chrétiens eux-mêmes prenaient en compte ce peuplement du cosmos par les puissances mystérieuses : voyez *Ep.* 6, 12 *et sq.*, les ἐξουςίαι, les κοσμοκράτοραι, les ἀρχαῖ… En revanche on prétend que les épicuriens trouvaient la paix du cœur dans la science d'un monde sans mystère, dans une cosmologie sans autre énigme que cette perpétuelle chute d'atomes… À l'époque de

Plotin, ces superstitions ont pris la forme gnostique, on le sait. Ces spéculations survivront longtemps, puisqu'on en retrouve la trace au IVe siècle sous la plume d'Eusèbe de Césarée : « Un petit détachement de ces esprits (mauvais) laissé à l'entour de la terre et de l'air sublunaire en vue de donner de l'exercice aux champions de la piété, contribuera à répandre parmi les hommes l'erreur du polythéisme, qui ne diffère en rien de l'athéisme (*Préparation évangélique*, 7. 16. 8).

Toujours est-il que les charmes du nommé Olympios n'ont pas pris. Porphyre ne met pas en doute la réalité des manipulations magiques de ce type, ni leurs effets : simplement, sur Plotin cela ne prend pas et les pratiques d'Olympios lui reviennent en pleine figure, genre boomerang en somme. Ici, lire *Enn*. 4. 4. 40 à 44 : « comment, dit-il, expliquer les charmes de la magie ? » Il répond : « par la sympathie ». Il invoque ce principe de sympathie auquel la science moderne opposera le principe du déterminisme.

Mais à l'attitude magique s'oppose l'attitude philosophique. Voici comment Plotin expose l'invulnérabilité du sage : « Il ne subit pas, en son âme, l'influence de la magie ; il a une raison impassible qui ne se déjuge pas. Pourtant, il pâtit par cette âme irrationnelle qui vient en lui de l'univers ; ou plutôt cette âme pâtit en lui. Mais les philtres ne peuvent provoquer en lui l'amour, parce que l'amour n'a lieu que si l'âme raisonnable consent à la passion de l'âme irrationnelle. Si des incantations influent sur son âme irrationnelle, il se délivrera de leur puissance par des incantations contraires. » (*Enn*. 4. 4. 43).

Κατά γένεσιν πλέον τι ἔχων παρὰ τοὺς ἄλλους : *(Plotin) avait de naissance quelque chose de plus que les autres*. – Un prêtre égyptien l'entraîne dans le temple d'Isis à Rome et se livre à une démonstration magique : il est révélé sur place que Plotin a un δαίμων pas comme les autres, hors classe, puisqu'il est de la race des dieux. Autrement dit, l'être supra-naturel qui est censé assister Plotin est du niveau de l'intelligence purement contemplative du *νοῦς*, ce qui confère à Plotin une supériorité sur tous. C'est cela qui compte, dans cet épisode, et non le contexte plus ou moins théurgique. En effet Plotin dit lui-même, en 3. 4. 6, que l'âme, une fois séparée du corps, du moins quand il s'agit d'un sage, « s'élève au-dessus de la nature démonique : τὴν δαιμονίαν φύσιν ὑπερβεβηκέναι »

Rapprochez cela des deux passages que je vous ai signalés plus haut : *Vita* 13 et *Vita* 2.

Et il y a aussi (en *Enn.* 6. 9. 11) un passage qui, reprenant cette même imagerie sacerdotale, remet les choses au point : « Ce sont là des images et les manières dont les plus savants d'entre les prophètes ont expliqué en énigmes ce qu'est la vision du dieu. Mais un prêtre savant comprend l'énigme et, venu là-bas, il atteint une contemplation réelle du sanctuaire. »

Porphyre note que Plotin a écrit là-dessus un traité spécial, *Sur le démon qui nous a reçus en partage* : c'est *Enn.* 3. 4, écrit en 261-262.

Le passage suivant, touchant la dévotion du bon Amelios, qui ne ratait jamais un office, montre assez que Plotin avait situé son contact avec le divin bien au-delà des manipulations de ce genre et même des manifestations de la religion sociologique.

CHAP. 11

Περιῆν δὲ αὐτῷ τοσαύτη περιουσία ἠθῶν κατανοήσεως : *Une connaissance extraordinaire du caractère des gens.* – On ne prête qu'aux riches. Sur sa lancée, Porphyre prête à Plotin quelque chose comme un don de double vue, alors qu'il s'agit sans doute d'une grande habitude de discernement : reconnaître un voleur, un adolescent amoureux ou déprimé... Toutes choses à la portée d'un homme habitué à observer, mais tout spécialement chez un homme en qui l'intelligence, siège de tout l'intelligible, est perpétuellement en éveil, ainsi qu'il a été dit plus haut[18]. C'est à rapprocher, bien sûr, du passage où les gens haut placés font confiance au perspicace Plotin pour y gérer la fortune de leurs enfants.

CHAP. 12

καὶ τὴν προσηγορίαν αὐτῇ Πλατωνόπολιν θέσθαι : *Platonopolis.* – Voir mon article « Platonopolis ou Plotin entre le siècle et le rêve », *op. cit.*, p. 215-229. Nous avons vu plus haut ce que tout cela veut dire.

CHAP. 14

ἢ λεξεσι : *plutôt que des mots.* – Les mots seraient en somme pure matière par rapport à leur forme qui est la pensée – et ceci trouve *in fine* une application quand il dit de Longin qu'il est φιλόλογος plus que φιλόσοφος ce qui n'est pas un compliment. On ne trouve pas chez Plotin un jardin à la française, un bel alignement rhétorique où s'arrêterait le regard.

Qu'est-ce ici qu'un φιλόλογος ? Il faut se rappeler ce qu'était, bien des siècles avant Plotin, la philologie

18. Remarquez que les Évangiles prêtent à Jésus le don de pénétrer dans le secret des âmes et d'y lire. Exemples : Jn 2, 24-25 ; Jn 4, 17-18, Jn 13, 21.

alexandrine. Le *philologue* était celui qui, pour dégager la signification d'un texte, étudiait à fond le sens des mots employés, la particularité grammaticale, le processus logique. Au fond, « il n'est attiré que par les mots » (M. Charrue, *Plotin lecteur de Platon*, 2e éd., Les Belles Lettres, 1978). À cela Plotin oppose la compréhension *philosophique* : étudier les textes, mais pour penser. Songer à Platon dans le *Banq.* : les gens ne doivent pas s'arrêter au corps de l'être aimé, mais à son âme, et de là, monter par degrés jusqu'à ce qui est beau par soi seul. Le *philologos* s'arrête au corps du texte, le *philosophos* va à son âme.

ἐμμέμικται : on trouve, *mélangés dans ses écrits.* – Il s'agit donc d'un syncrétisme philosophique, Plotin se servant, pour expliquer Platon, d'expressions philosophiques qui lui sont antérieures : il les anime de l'extérieur et les tire vers le haut dans le sens d'une absolue transcendance. Les Stoïciens lui ont fourni un cadre cosmologique unitaire : l'univers, le cosmos est un Tout organisé, une sorte de grand vivant animé dans toutes ses parties par l'Âme du monde (nous savons que Plotin en fait la troisième hypostase). Ainsi, pour lui, qui hérite de cet hylozoïsme antique, *le cosmos* est un être organisé, à l'unité duquel conspirent toutes les parties. C'est l'unité de l'Âme qui en quelque sorte soutient l'être dans cette harmonie. Si le *cosmos* cessait d'être *animé*, il ne serait plus pénétré d'unité et se désagrégerait en une matière sans signification ni être. Voir *Enn.* 4. 4. 32, l. 4-6 ; l'univers conçu comme « animal unique ».

Cette dimension hylozoïque, cette correspondance entre le vivant et le cosmique, entre le microcosme et le macrocosme est, en deçà des stoïciens, de provenance vraisemblablement chaldéenne. Avant les stoïciens,

Platon s'en est du reste inspiré largement dans le *Tim.*, où il est dit que l'auteur du *cosmos* « a installé l'intelligence dans l'âme, puis l'âme dans le corps et construit l'univers de manière à réaliser ce qu'il peut y avoir dans la nature de plus beau et de plus excellent come ouvrage. Et c'est ainsi qu'on doit raisonnablement conclure que cet univers est un vivant, doué en vérité d'âme et d'intelligence et produit par la providence de Dieu. » (*Tim.* 30 b).

D'Aristote, Plotin reprend, de ce point de vue, l'éternité de ce cosmos, l'éternité du monde qui est suspendu à la transcendance de l'Acte pur, de l'Intellect souverain. Plotin se distingue donc en cela des stoïciens, qui rejetaient toute transcendance, et pour qui l'Âme du monde est pure immanence, aussi corporelle que le corps qu'elle anime. Pour lui, le monde n'a ni commencement ni fin dans le temps – ce qui n'empêche que l'existence du monde ne soit qu'une existence dérivée, qui a son principal *au-delà* dans l'intelligible, dans son archétype transcendant. « En proclamant l'éternité du monde, entendue comme la perpétuité sans commencement ni fin de son existence dans le temps, mais distinguée de l'éternité propre à l'Univers intelligible, Plotin restaure la doctrine authentique de Platon. » (J. Moreau, *Plotin ou la gloire de la philosophie antique*, Vrin, 1970, p. 28). Éternité qu'il oppose : 1) au créationnisme des chrétiens, qui attendaient également la fin du monde ; 2) à des platoniciens « intégristes » qui, contre les aristotéliciens, prenaient au pied de la lettre le récit de la fabrication du monde dans le *Tim.* et professaient que le monde avait commencé dans le temps.

Nous pouvons constater que, dans ce système *tout ce qui vient de la tradition philosophique est tiré par Plotin dans le sens de la plus haute transcendance.*

L'Âme du monde, immanente chez les stoïciens, est chez Plotin à la fois immanente et transcendante. Elle anime la matière, mais elle ne s'y disperse pas, elle ne s'y épuise pas totalement, car elle y surabonde en un commerce contemplatif qui la fixe sur la seconde hypostase, sur le νοῦς dont elle procède et à partir de quoi elle se pose en Âme.

Ce νοῦς lui-même, chez Plotin, apparaît comme la synthèse de notions tirées de Platon et d'Aristote. Il y a le νοῦς souverain selon Aristote, la *Pensée de la pensée*, à qui Plotin donne ici un objet éternel et identique : le Monde des Idées selon Platon, l'univers intelligible, archétype et organisation idéale de l'Univers sensible. Il y aussi, à ce niveau, la notion *d'Acte pur*, divin, gouvernant le régime entier de l'Être, et à quoi tout est suspendu. C'est, selon moi, à ce niveau que se placeraient les dieux (j'ai là-dessus l'accord de J. Trouillard). Seulement, ce niveau, qui chez Aristote est le premier, ne peut chez Plotin qu'être le second : si le sujet a un objet, il n'est donc pas unité parfaite. Un Pensant-pensé est forcément double dans la mesure où il se pense lui-même. L'Intellect suprême (aristotélicien) pense l'Être intelligible (platonicien). Il faut donc qu'il procède lui-même de Plus-Un que lui. Il faut que le νοῦς procède d'un *Premier* qui, lui, sera au-delà de la connaissance et au-delà de l'Être. Ce sera – 1re hypostase – l'Un-Bien, synthèse du Bien selon la *Rép.* et de l'Un selon la 1re hypothèse du *Parm.* : ἐπέκεινα ουσίας. Il n'a ni forme, ni figure, ni nom ; il siège au-delà de la connaissance, de l'Intelligence, de l'Acte ; au-delà de l'autonomie elle-même ; bref ἐπέκεινα τῶν πάντων (*Enn.* 5. 4. 2) – expression que reprend Grégoire de Nazianze pour l'appliquer au Dieu chrétien.

Il y donc une seule réalité, mais perceptible à plusieurs niveaux. Il y a comme un immense « donné », sur lequel nous ouvrons les yeux quand nous nous donnons la peine de philosopher. Un donné éternel où tout se tient puisque tout procède de l'Un et y retourne incessamment, de degré en degré. Un donné éternel qui est posé dans son unité diversifiée par un dynamisme continu de procession et de conversion, d'émanation et de retour. Et l'âme se découvre prise, divinement prise, dans ce dynamisme qui procède du plus haut qu'elle et qui tend à plus haut qu'elle. Alors, retournant sur soi, le goût lui prend de retrouver son origine, de regagner son centre, de coïncider avec ce qui, au-delà d'elle, la pose comme désir de cet au-delà. Elle peut, parce qu'elle en est tentée, s'arrêter à tous les stades du voyage. Elle peut aussi – pour un instant – coïncider avec le foyer qui la pose et lui donne de quoi se poser.

On peut résumer la correspondance selon les hypothèses du *Parm.*, des segments de la ligne dans *Rép.* VI et des hypostases dans un schéma très simple :

épistrophie ↑	1re hypostase	Un-Bien	hors ligne	proodos ↓
	2e -------	Formes idéales	4e segment	
	3e -------	Nombres	3e ----	
	4e -------	Êtres vivants corporels	2e ----	
	5e -------	Images, ombres	1er ----	

Un peu plus bas, Porphyre fait allusion à ces philosophes à partir desquels se déroulait le cours de Plotin. Quelques indications sur certains d'entre eux dans un bel article de C. Mazzarelli, « Bibliografia medioplatonica... », *op. cit.*, janv.-mars 1980, p. 108-144., qui donne une recension critique de tout ce qui a paru d'important des, et sur les, auteurs du moyen platonisme. De même, H. C. Puech, « Numénius d'Apamée et les théologies orientales au IIe siècle », *Mélanges Bidez, Annuaire de l'Institut de Philologie et d'histoires orientales*, 2, 1934, Bruxelles, p. 745-778. Enfin, de bonnes indications dans l'ouvrage dirigé par J. Pépin, *La Vie de Plotin.*

CHAP. 15

μαίνεσθαι ... *« Porphyre est fou »*. – Voyez Homère : *Iliade*, 15, 605 *et sq*. Le thème de la folie : ici Hector est possédé par la fureur, la bouche écumante, l'œil en feu. Sur ce thème, voir E. R. Dodds, *Les Grecs et l'Irrationnel*, 2e éd., Flammarion, 1977. Et il y a différents modes de folie selon les dieux qui les suscitent.

Περὶ τῶν ἀστέρων... : *il s'occupa des règles concernant les astres*. – Dans un monde où les astres font partie de la structure non seulement physique, mais métaphysique du cosmos, ces astres constituent une puissance dont on a la préoccupation.

L'astrologie est une science répandue à l'époque dans le monde romain, depuis la fin de la République. Les *mathematici* – de provenance alexandrine le plus souvent – étudiaient les signes du zodiaque et en tiraient des horoscopes que l'on regardait comme déterminants. Tibère avait le sien, Thrasyllos, qu'il gardait à Capri auprès de lui. Balbilus conseillait Néron. On ne doit pas sous-estimer l'importance de ces gens au point de vue politique : on se livrait à des spéculations sur la destinée des Césars, sur leur succession, et cela alimentait rumeurs et complots. C'était donc une profession à haut risque – et surveillée. Claude les avait virés de Rome.

Beaucoup de ces gens-là étaient des farceurs, mais certains avaient du crédit. Ils servaient aussi de météorologues (important dans des civilisations agraires)[19].

Voyez *Enn.* 3. 1 et 2. 3. Le premier est un Περὶ εἱμαρμένη (Du Destin) qui oppose aux tireurs d'horoscopes un argument-massue : « Pourquoi de deux individus nés dans les mêmes circonstances, par exemple au lever de la lune, l'un commet-il un vol, et l'autre pas ? Pourquoi sous des influences semblables, l'un tombe-t-il malade et l'autre pas ? Pourquoi le même travail conduit-il l'un à la fortune et l'autre à la misère ? »

Le second est un Περὶ τοῦ εἰ ποιεί τὰ ἄστρα (De l'influence des astres), où il rappelle l'enseignement du précédent : le mouvement des astres *annonce* les événements futurs, mais ne les *produit* pas.

CHAP. 16 :

Τῶν χριστιανῶν πολλοὶ : *Il y avait beaucoup de chrétiens*. Ce que Porphyre appelle ici *chrétiens* comprend en fait des sectes, dont certaines – mais pas toutes – mêlent au christianisme d'autres influences plus ou moins orientales et que les chrétiens eux-mêmes considèrent comme des hérétiques, qu'ils combattent ouvertement : ce sont les *gnostiques*, qui sont d'ailleurs d'un grand nombre de variétés[20].

Qui sont les noms que Porphyre cite ici ? De tous les noms qui figurent ici, Adelphios, Aquilinos, Alexandre

19. Sur les mystères astrologiques sous-jacents à la destinée des princes, J. Gagé, *Basileia. Les Césars, les rois d'Orient et les Mages*, Les Belles Lettres, 1968.

20. À propos du nombre des sectes gnostiques, si Épiphane en recense 80 dans le *Panarion*, c'est en vertu d'un symbolisme bien précis, dans le *Cantique* (Ct. 6, 8) ; si bien que les sectes hérétiques, pour apparaître comme telles, doivent être 80… même s'il faut subdiviser, ou inventer pour faire le nombre.

de Libye, Philocome, Démostrate de Lydie, on ne sait rien d'autre. Nicotheos apparaît une fois ou l'autre dans des textes gnostiques, comme un prophète. Zoroastre, lui, est plus connu et a joué un rôle important dans les spéculations ésotériques, aussi bien chez les païens que chez les chrétiens (J. Bidez et F. Cumont, *Les Mages hellénisés*, I, 1938). On a mis sous son nom pas mal d'apocryphes (il était descendu au séjour des morts et il était donc en mesure de raconter ce qu'il avait vu, comme Er le Pamphylien dans *Rép.* X, 614 b). Quant à Zostrien, dont on ne savait pas grand-chose jusqu'alors, on a eu la chance de retrouver en 1945, à Nag Hammadi, une révélation censément faite au bonhomme, et qui dévoile la nature du royaume céleste. Au sommet, il y a un Esprit divin suprême, qui est triple. Parmi les émanations divines, il y a la vierge Barbelô, les trois *éons* supérieurs (l'Un caché, l'Un qui apparaît en premier, et l'Un qui s'engendre lui-même), etc. On comprend pourquoi la réfutation qu'Amelios en donna était si longue…

Chaque gnostique a sa manière de voir, avec des variantes parfois importantes[21]. Il s'agit souvent de renseignements ésotériques donnés à des disciples privilégiés. Il est impossible de faire autre chose – sauf à y passer sa vie – que de proposer quelques traits fondamentaux, qu'on peut essayer de réunir pour en faire un schéma des *révélations* gnostiques, qui sont censées venir de quelque personnage mystérieux.

1) Pour les gnostiques, ce monde n'est pas bon. Il est même mauvais, ce qui leur pose le problème des origines. Monde mauvais, inacceptable, et qui ne répond en rien à nos aspirations. Tout fait souffrir, tout limite,

21. Irénée prétend qu'il est « impossible de mettre la main sur deux ou trois qui disent la même chose sur le même sujet » (*Adversus Haereses*, 1, 11, 11).

tout bloque, tout coince et, pour finir, on meurt, plus ou moins douloureusement, sans même savoir où l'on ira après. Et on n'y comprend rien : tout est opaque, et rien de ce qu'on nous enseigne ne nous donne la clef de quoi que ce soit. Les explications philosophiques ne sont que partielles, rien ne va assez loin pour rendre compréhensible cet affreux chaos. On a l'impression d'une malédiction originelle, dont nous serions l'objet. Les Hébreux mettent cela sur le compte d'un péché à l'origine, et les chrétiens l'ont repris. Les gnostiques, eux, pensent que l'homme n'y est pour rien. Le malheur et la malfaisance lui sont imposés. S'il y a un coupable, c'est *ailleurs* qu'il faut le chercher. D'où le problème de l'origine d'un monde si mauvais.

2) Deuxième intuition des gnostiques : si le monde est mauvais, c'est qu'il est raté. Et ce ne peut donc être qu'à la suite d'un drame primordial au cours de la fabrication. Les gnostiques récusent le Dieu de la Bible, maître de tout ce gâchis qui est son œuvre. C'est un mauvais démiurge – que ce soit le Dieu de la Bible ou un autre de même tonneau – qui a raté la création.

3) Troisième intuition, qui implique une certaine image du monde, l'univers est étagé hiérarchiquement en couches plus ou moins élevées : le *cosmos* est en échelle, et cela va du plus bas de la matière jusqu'au plus haut de l'Esprit. Les âmes incorporelles, au-dessus de nous, vivent dans l'air, qui s'étend jusqu'à la lune. Au-dessus, les esprits, dégagés de toute animalité, s'étendent à l'aise jusqu'aux étoiles, dans l'éther. Au-dessus encore, il y a les purs esprits, qui hantent le royaume supra-céleste, infiniment plus vaste que l'autre, le triste monde terrestre. Enfin, au-dessus du monde, Dieu (le bon) qui tient tout sans être tenu par rien. Cela posé, la frontière entre le bon monde et le mauvais passe

par un certain niveau (qui varie d'un système à l'autre, généralement la sphère de Saturne). Là se distinguent le monde de la lumière et le monde des ténèbres, et chacun constitue un royaume : celui d'en bas est gouverné par le mauvais démiurge, le « mauvais archonte » qui en est responsable. L'autre, le monde lumineux, appartient au Dieu extra-mondial.

4) J'ajoute que ces différents étagements sont peuplés d'une foule d'êtres mystérieux, d'entités indéfinissables mais agissantes, et qui se livrent à une éternelle génération : tout est sur le modèle de l'engendrement, union sexuelle, naissance. La gnose, de ce point de vue, constitue un grandiose mystère de la sexualité, omniprésente et élevée jusqu'au métaphysique. Dieu et ses subalternes forniquent et engendrent, à l'aide de quelque esprit femelle, et ce qui en résulte entre dans la ronde. Au macrocosme correspond le microcosme humain, et inversement.

5) C'est donc dans ce cadre qu'il faut voir l'Accident, le Drame primordial. Comment se le représenter ? En gros, le Dieu extra-mondial avait conçu une merveilleuse réalité, qui devait être l'Homme parfait, destiné à vivre heureux en harmonie avec un *cosmos* de rêve. Mais un ou plusieurs esprits assez infâmes, un ou plusieurs démiurges bricoleurs et présomptueux, ont en quelque sorte ravi au dieu les plans de cette création de rêve, et ils ont voulu court-circuiter la divinité et construire l'Homme tout seuls, hors divinité, en un acte pervers de volonté de puissance. Naturellement, ces démiurges qui se croyaient malins ont loupé le travail et ont réalisé une espèce d'avorton misérable, mauvais, aliéné, imprévu, en tout cas, et dont on ne peut pas rendre Dieu responsable, puisque ce sont les entités mauvaises qui lui ont piqué son projet.

Un bon exemple : les valentiniens. Valentin, un Alexandrin, avait d'abord été chrétien (il avait songé à devenir prêtre). Fort malmené par Irénée, chassé par l'Église, il quitta Rome et s'établit à Chypre. Son système semble particulièrement nébuleux (peut-être en raison de l'exposition que les chrétiens en ont faite ?). À l'origine du monde, une *Erreur*, issue du Père inconnu, qui engendre à son tour l'*Oubli*, l'Angoisse et la Terreur. Tout ce monde-là s'est aggloméré, et c'est d'eux tous que nous procédons : c'est le monde de la Déficience. Nous manquons de tout, et surtout de la vérité, qui est demeurée solitaire dans les hauteurs de l'hypermonde. Il faut donc consommer toute la substance de ce monde raté, afin de l'épuiser, de le dissoudre en nous (tout absorber sous forme de désir, de tous les désirs, auxquels il faut consentir). Ainsi retrouvera-t-on la vérité et l'immortalité perdues. En somme, on va vers l'Immortalité par l'immoralité. Et Valentin a tracé à partir de schémas platoniciens les étapes de cette consommation libératoire. Il y a trois sortes d'homme : les *hyliques*, dont le destin est la corruption définitive. Au-dessus d'eux, les *psychiques* montent d'un cran et accèdent à l'air et à l'éther : ils ont transformé la matière en âme ; mais à ce stade la vérité continue de leur manquer, ils sont soumis aux observances morales. Il y a enfin les *pneumatiques* ou spirituels qui accèdent au cercle ultime du *pneuma* ou de l'esprit : ce sont, bien sûr, les *gnostiques*, lesquels échappent à toute contrainte. Bref, les hyliques sont les païens, les psychiques sont les chrétiens, les pneumatiques sont les gnostiques : ceux-ci peuvent tout se permettre car ils ne craignent plus rien.

6) Nous sommes donc dans la panade, du fait du mauvais dieu, Démiurge, Archonte ou comme on voudra. Comment faire pour en sortir ? En gros, on pourrait dire

que le bon Dieu, en voyant ramper ce résidu d'humanité dans son environnement de cauchemar, en a pitié. Il lui a insufflé l'étincelle de la vie supérieure, et ainsi, par ce désir douloureux, il lui donne à la fois de quoi se reconnaître étrangère à ce monde des ténèbres, et de quoi s'en sortir, amorcer son retour vers le Paradis perdu. L'homme est un autochtone du Paradis, en exil ici-bas. Sa place n'est pas ici-bas dans le noir, mais là-haut, dans cette lumière dont il a gardé la mémoire et le goût. Sous cette influence divine, il peut découvrir qu'il n'a rien à faire dans ce monde où tout – le temps, l'histoire, les pouvoirs, les religions – tout est vicié jusqu'à la moelle. Et ce qui va le sauver, précisément, c'est la *connaissance révélée* de sa condition et de son appartenance potentielle au céleste séjour.

La connaissance, γνῶσις, lui rendra la patrie perdue[22].

7) D'où alors le programme gnostique : s'affirmer comme étranger à ce monde, s'en dégager, ne pactiser avec rien, ne rien faire comme tout le monde, et s'efforcer de renaître dans un continuel dépassement, qui engage tous les plans. Il faut déconditionner l'homme et le reconditionner autrement ; s'arracher aux ténèbres et aller vers la lumière. Tout est donné au point de départ – mais rien n'est acquis. Il y a une science à acquérir, des liturgies auxquelles il faut prendre part, et qui, en relation avec le drame primordial, engagent la personne du

22. La gnose est « une expérience, ou se réfère à une éventuelle expérience intérieure, appelée à devenir un état inamissible, par laquelle, au cours d'une illumination qui est régénération et divination, l'homme se ressaisit dans sa vérité, se ressouvient et reprend conscience de soi, et, du même coup, de sa nature et de son origine authentiques ; par là il se connaît ou se reconnaît en Dieu, connaît Dieu et s'apparaît à lui-même comme émané de Dieu et étranger au monde, acquérant ainsi, avec la possession de son "moi" et de sa condition véritables, l'explication de sa destinée et la certitude définitive de son salut, se découvrant comme être – en droit et de toute éternité – sauvé. » (H. C. Puech, *En quête de la gnose*, I, *op. cit.*, Gallimard, 1978, p. 190).

(*)

Gnose

C'est « une expérience, on se réfère à une éventuelle expérience intérieure, appelée à devenir état inamissible, par laquelle, au cours d'une illumination qui est régénération et divinisation, l'homme se ressaisit dans sa vérité, se ressouvient et reprend conscience de soi, i.e., du même coup, de sa nature et de son origine authentiques ; par là il se connaît ou se reconnaît en Dieu, connaît Dieu et s'apparaît à lui-même comme émané de Dieu et étranger au monde, acquérant ainsi, avec la possession de son « moi » et de sa condition véritables, l'explication de sa destinée et la certitude définitive de son salut, se découvrant comme être — en droit et de toute éternité — sauvé »

H.-C. Puech, *Enquête de la gnose*, I. Gallimard, 1978, p. 190.

Note 22 : La Gnose

fidèle, sexualité comprise, et parfois de façon gratinée. (Cela expliquerait les calomnies qui couraient sur le compte des chrétiens – qui avaient déjà assez de défauts comme cela – et les disqualifiaient aux yeux des gens de l'Empire). C'est parce que le mystère du monde s'inscrit dans un processus de génération que les liturgies gnostiques ont cet aspect de partouze sacrée, où les participants au culte n'hésitent pas à payer de leur personne : ils miment sur place, au cours de leurs cérémonies, le suivi effarant des engendrements cosmiques.

Plus d'un chrétien avait été tenté par le gnosticisme, surtout au IIe siècle : Saturninus à Antioche, Basilide à Alexandrie, etc. À Rome Valentin, Ptolémée, Theodote, Marcos.... Il y avait aussi les Orphites qui mêlaient Bible, Nouveau Testament, allégories isiates, célébrations du serpent. Les barbélognostiques (Barbélo, mère du mauvais créateur) et leur culte de sex-shop. Les marcionites (ils reconnaissent le Dieu créateur et juste, et puis le Dieu inconnu, rédempteur, qui se révèle dans le Jésus des Évangiles). Les Adamites qui célébraient tout nus... Il y avait Marcos, et sa révélation ahurissante où se mêlent les jeux de lettres, de nombres, de mots censés symboliques, les liturgies où il truquait le vin du calice pour qu'il change de couleur ou mousse au bon moment, preuve de l'authenticité de la divine présence. Il se peut également qu'il ait prolongé ses offices par des compléments peu orthodoxes, qu'il appelait gentiment des unions mystiques.

On comprend les réactions très hostiles des gens de la véritable Église : Irénée de Lyon, *Adversus Haereses* ; Hippolyte, *Philosophoumena* ; Épiphane, Panarion. Mais il est bien évident que ce qu'ils disent des gnostiques n'est pas très sympathique et qu'il faut regarder de plus près les témoignages.

Il serait intéressant de savoir d'où ces constructions assez délirantes, ces liturgies plus ou moins ragoûtantes pouvaient provenir.

On pense assez généralement aujourd'hui que le gnosticisme chrétien est un phénomène de syncrétisme, une rencontre entre le christianisme et des courants d'idées, des élans, des sentiments qui existaient avant lui et qui lui étaient étrangers. On peut retrouver dans tout cela des influences juives, égyptiennes, babyloniennes, iraniennes ; des réminiscences des cultes à mystères qui faisaient recette dans tout le bassin méditerranéen. Certains sont allés jusqu'à estimer que la gnose serait finalement la source de toutes les religions, christianisme compris, et leur ultime fondement (notamment R. Guénon, un ésotériste connu) : elle dériverait, sous des formes variées, d'une grande Tradition primordiale intemporelle, conservée par différents centres de rayonnement.

Certains enfin (H. Jonas) soutiennent que la thèse des syncrétistes est trop courte et qu'il s'agit d'une attitude humaine spécifique, et de ce fait inexplicable. Voir aussi S. Pétrement, « Le Colloque de Messine ou le problème du gnosticisme », *Revue de Métaphysique et de Morale*, 1967, III, p. 344-373, où l'auteur en revient à la vieille position selon laquelle le gnosticisme serait un phénomène intérieur au christianisme. Personnellement, je penche pour la thèse syncrétiste.

Quelle fut l'attitude de Plotin à l'égard de ces gens-là ? D'abord, il était fatal que Plotin rencontre ces spéculations, dans lesquelles figurait souvent le thème du Tout qui procède de l'Un et qui y revient, selon le symbolisme fameux du serpent qui se mord la queue. Il y avait aussi les spéculations de Basilide sur « le Dieu qui n'est pas » et qui est à l'origine du Tout, le Dieu supérieur à l'antinomie de l'Être et du Non-Être, intuition qui est d'une grande hauteur métaphysique mais qui s'ensable dans des considérations génétiques vaseuses. L'esprit des gnostiques et celui de Plotin sont très différents.

Il est probable qu'en un premier temps, Plotin a accueilli des gnostiques dans son cercle. En *Enn.* 2. 9. 10, il « regrette d'avoir à attaquer des amis », ce qui suppose une évolution à leur égard. E. R. Dodds a fait observer que Plotin lui-même, à un moment de son enseignement, avait semblé faire un sort à certaines conceptions entachées de gnosticisme – qu'il aurait puisées à même Noumenios : il avait d'abord hérité de l'opinion pessimiste selon laquelle l'âme individuelle serait descendue par un acte audacieux (τόλμα), prométhéen, afin de devenir maîtresse d'elle-même (*Enn.* 4. 7. 13, 5. 1. 1). La séparation du νοῦς par rapport à l'Un, puis de la ψυχή par rapport au νοῦς, seraient autant d'actes de cette audace. Par la suite Plotin prend ses distances et s'écarte de cette conception : l'âme ne descend pas *volontairement*, mais en quelque sorte *instinctivement*, subissant une loi intérieure, « comme les cornes poussent aux vaches » (E. R. Dodds, *Païens et Chrétiens...*, *op. cit.*, p. 40) : la nécessité est en quelque sorte d'ordre biologique (*Enn.* 4. 3. 13 ; 1. 1. 12). Dans le traité qu'il a écrit *Contre les gnostiques*, on voit qu'il connaît très bien l'enseignement des valentiniens. Il faut se mettre dans la peau de ces gens-là [23]. Pour eux, rien n'allait jamais

23. « N'était-il pas naturel..., pour des esprits impatients de certitudes, de trouver Platon et même Pythagore trop incomplets dans leurs emprunts aux sagesses orientales, trop flottants ou trop difficiles avec leur raisonnement trop humain ? Ne nous étonnons point alors de les voir demander des révélations qui étaient ou se donnaient pour orientales – les *Apocalypses de Zoroastre* ou de *Zostrien* par exemple. Dans le cas des auditeurs de Plotin, ils avaient soif de la possession de cette connaissance absolue et immédiate. » (H. C. Puech, *En quête de la gnose*, *op. cit.*, p. 53).

assez loin, et les philosophies comme les religions leur apparaissaient comme des étapes, des paliers vers plus haut encore et plus détaillé, jusqu'à échafauder des combinaisons absurdes.

Sur ce problème, Plotin a écrit plusieurs traités, qui en fait n'en font qu'un. Ils ont été écrits en 265-266.

3. 8. *De la nature, de la contemplation de l'Un*, où il expose à grand traits son système. En 3. 8. 9 et 10 se trouve la meilleure expression de l'Un.

5. 8. *De la beauté intelligible*, où il montre notamment que, plus la beauté va vers la matière en descendant dans l'espace, plus elle s'affaiblit en s'éloignant de la pure unité. Belle description du « là-bas » en 5. 8. 4.

5. 5. *Que les intelligibles ne sont pas hors de l'intelligence* ; *du Bien*, où il explique que les intelligibles ne sont pas à chercher en dehors de l'Intelligence et qu'il faut remonter jusqu'à l'Un, qui ne fait pas nombre avec les autres choses : « l'être n'est que trace de l'Un » (5. 5. 5). « Il n'est pas venu et il est là » (5. 5. 8). Il ne faut pas le voir à l'aide des autres choses, car on verra sa trace et non lui-même. (5. 5. 10).

2. 9 *Contre ceux qui disent que le Démiurge du monde est méchant et que le monde est mauvais*, ce qui correspond exactement à la perspective des gnostiques. Il y réaffirme la théorie des trois hypostases. Il n'y a, dit-il, rien de plus : « n'admettons pas dans les intelligibles ces inventions superflues auxquels ils se refusent. Il n'y a qu'un seul νοῦς, identique, toujours le même et qui imite son Père (l'Un) autant qu'il le peut. » (2. 9. 2). Et le malheur de l'âme vient de ce qu'elle n'est pas restée là-haut. Pas de chute, comme ils le disent. (2. 9. 4).

En résumé, quelle est la démarche de Plotin dans ce vaste développement, destiné plus à ses propres disciples (qui peuvent être séduits) qu'aux gnostiques, car il sait bien qu'il ne les convaincra pas ? Il explique que le monde sensible n'est pas l'œuvre réfléchie et voulue d'un Démiurge, mais le reflet d'un monde intelligible qui a en lui-même sa raison d'être. (De même, voir 6. 7 et 6. 8, qui insistent sur le Bien, raison dernière et absolue).

Une question se pose toutefois : pourquoi le gnosticisme a-t-il été rejeté aussi bien par Plotin que par les chrétiens ? – Comme l'a bien vu P. Hadot dans son article (remarquable) « Gnosticisme chrétien », *Encyclopaedia Universalis*, VII, p. 787-791, il y a des raisons communes aux philosophes et aux chrétiens.

Et d'abord le fait que ce système conduit à ruiner toute morale, dès lors qu'il nie toute responsabilité et fait du consentement à tous les désirs le principe de la conduite spirituelle. Et de plus, le gnostique pneumatique s'estime sauvé par nature : sa nature pneumatique est émanée du monde transcendant et doit y retourner. Les simples psychiques n'ont rien à espérer de ce genre. Encore moins les hyliques.

Du coup le salut n'est le résultat ni d'un effort moral, ni d'une grâce divine. Mal et salut sont extérieurs à la liberté humaine. À ce compte, on peut bien faire tout ce qu'on veut !

Pour Plotin, qui pense que les âmes individuelles sont responsables de leur destinée, c'est un scandale (*Enn.* 2. 9. 6). C'est aussi un scandale pour les chrétiens qui confessent que le monde a été créé par Dieu, par le « bon » Dieu. Le gnostique, lui, « identifie le Démiurge mauvais ou borné au Dieu de l'Ancien Testament, qui a fait le ciel et la terre, et qui les a loupés ». « Le gnostique prend parti pour le serpent qui invite à la guerre du bien et du mal contre le Dieu jaloux qui interdit à Adam et Ève le chemin de la connaissance et de la vie. » (P. Hadot,

« Gnosticisme chrétien », *op. cit.*, p. 792). Sans compter les cochonneries des cultes licencieux.

Plus essentiellement, en ce qui concerne Plotin, c'est la vision même des gnostiques, leur conception de la réalité, qui répugne au rationalisme mystique qu'il propose. Pour lui, il y a une seule réalité, qu'on peut concevoir à des niveaux différents, successifs ; il y a une éternelle présence – à notre âme –, et ce *cosmos* éternel, nécessaire, et perméable de part en part à la raison ; seule sa source nous échappe.

Pour les gnostiques, au contraire, il y a un monde posé dans et par une histoire, un monde où les événements modifient à mesure les données. Il y a des interventions arbitraires, contingentes, temporelles, et le monde s'en trouve altéré. C'était incompatible avec l'hellénisme traditionnel, épris d'immobilité dans la perfection.

On voit que dans cette affaire de gnostiques, Plotin se place résolument dans la perspective de l'hellénisme traditionnel. En effet, on sent dans ses traités *la répugnance du Grec de mentalité à l'égard des gens qu'il soupçonne d'être des ennemis de la raison grecque* : « Ce sont, dit-il, des inventions de gens qui ne s'attachent pas à l'antique culture hellénique » (*Enn.* 2. 9. 6). Ce sont, pense-t-il, des gens qui ont emprunté à Platon, mais qui innovent et tombent dans l'erreur. Et quelle présomption chez ces ἀνοήτοι (inintelligents, peu sensés) ! (le mot est en 2. 9 .9, l. 52, et déjà dans le *Gorgias* où Platon se complaît dans des jeux de mots à la pythagoricienne). Ils disent à n'importe qui : « Toi, tu es le fils d'un dieu, σὺ εἶ θεοῦ παῖς ! (*ibid.*, l. 56), et les autres sont ravis… Il y a là de l'ὕβρις, en détestation chez le pur rationaliste qu'est Plotin.

Bibliographie complémentaire sur la Gnose

En fait de textes, voir d'abord Irenée, *Adversus Haereses (Contre les Hérésies : dénonciation et réfutation de la prétendue gnose au nom menteur)*, Le Cerf, 1991).

On a découvert en 1946, à Nag Hammadi, en Haute-Égypte, 13 *codices* sur papyrus, contenant une cinquantaine de traités gnostiques. Ont été traduits :

L'Apocryphon, trad. Kasser, *Revue de Théologie et de Philosophie*, Lausanne, 1965, 3 ; 1966, 3 ; 1967, 1 ;

L'Apocalypse d'Adam à son fils Seth, *id.*, *R. T. P*, 1967 ;

Les Deux Apocalypses de Jacques, *id.*, *R. T. P*, 1968, 3 ;

L'Apocalypse de Paul, *id.*, *R. T. P*, 1969, 4 ;

L'Apocalypse des Archontes, *id.*, *R. T. P*, 1972, 1 ;

L'Évangile selon Philippe, trad. J. Ménard, Strasbourg, 1967 ;

L'Évangile selon Thomas, trad. P. de Suarez, éd. Metanoia, 1975 et les études de H. C. Puech sur ce texte ;

Les Trois Stèles de Seth, trad. M. Tardieu, *R. T. P.*, 1973, 4, p. 545-575

On dispose maintenant, dans La Pléiade, des *Apocryphes chrétiens*.

On pourra se documenter en lisant :

J. Lacarrière, *Les Gnostiques*, Gallimard, 1973.

H. Leisegang, *La Gnose* (1926), trad. fr., Payot, 1971. (Érudition énorme).

Il faudrait lire aussi :

S. Hutin, *Les Gnostiques*, PUF, coll. « Que sais-je ? », 808, 4e éd. 1978.

E. R. Dodds, *Païens et Chrétiens dans un âge d'angoisse*, trad. H. D. Saffrey, La Pensée sauvage, 1979, *passim* et l'index à « Gnostiasme ».

H. C. Puech, *Plotin et les Gnostiques*, Fondation Hardt *in Les Sources de Plotin*, Vandœuvres, Genève, 1960, p. 1961-1990, Repris dans un volume plus large : H. C. Puech, *En quête de la gnose*, I, *La Gnose et le Temps*, Gallimard, 1978.

CHAP. 17

Τὰ Νουμηνίου : *en copiant les écrits de Noumenios.* – Là-bas, en Grèce, il se trouve des gens qui prétendent que Plotin plagie Noumenios. Un certain Tryphon, stoïcien et platonicien (ce qui n'est pas rare à l'époque) répète ces on-dit à Amelios. Celui-ci pond un traité sur la différence, pour mettre les choses au point, et il dédie le traité en question à Porphyre qu'il appelle d'ailleurs Βασιλεύς, Roi, ce qui est la traduction de *Malchos*, terme qui vient de l'hébreu, et qui veut dire *roi*. Et à preuve, Porphyre note que Longin, en lui adressant, à lui Porphyre un bouquin qu'il écrit, l'appelle également « Malchos ». Ceci pour faire ressortir un parallélisme : Amelios traduit le nom de Malchos-Porphyre tout comme Noumenios avait traduit en Μέγαλος le nom de Maxime de Tyr, un philosophe de son époque.

Puis, ces préambules achevés, Porphyre produit la lettre qu'il a reçue d'Amelios, où Amelios justifie Plotin de l'accusation de plagiat.

Argument. S'il s'agissait seulement de gens réputés, je n'en aurais rien dit, sinon qu'ils la ramènent. Mais puisque toi, Porphyre, tu estimes nécessaire d'aller plus loin et d'en profiter pour bien faire connaître les positions de Plotin et de notre école, alors voici ce que j'en dis. Ce n'est ni un traité composé, ni une synopse « Plotin-Noumenios » : ce sont des souvenirs, dans l'ordre chronologique, de nos entretiens. Apprécie cela selon ce que le sujet lui impose d'être, car Noumenios n'est pas clair et, avec cela, il a varié d'opinion. Vois si je n'ai pas dit de bêtises : ce serait excusable, car j'ai pu, par curiosité, m'écarter de la ligne... Je m'en remets à toi... (Amelios était pourtant particulièrement qualifié ; il dit ailleurs qu'il connaissait tout Noumenios) [24].

Toute cette histoire repose donc sur les rencontres de ce Tryphon, dont on ne sait à peu près rien, et qui aurait dit qu'en Grèce (c'est-à-dire probablement à Athènes) on prétendait, dans les milieux philosophiques, que Plotin s'appropriait des idées de Noumenios.

Qui était Noumenios ? Ce philosophe platonicien et pythagoricien vivait sans doute dans la seconde moitié du second siècle ap. J.-C. Il était né à Apamée, ce qui est une indication importante : la ville – 117 000 habitants – était un carrefour des routes qui venaient de la Judée par Émèse, de l'Est par Bérée et de la Méditerranée par Antioche et Séleucie. La ville était donc ouverte à toutes les influences et elle était un foyer spirituel de première importance (pensons à Posidonius, 135-51 av. J.-C., à Sôpatios IVe siècle ap. J.-C.) ; c'est là qu'Amelios se retire en 270.

Il y avait là des Juifs et pas mal de gnostiques, les uns et les autres réalisant d'ailleurs des cocktails spéculatifs assez remarquables, avec de la Bible, du Pythagore et du Platon. Certains en sont venus à se demander si Noumenios n'aurait pas été un Juif. C'était sans doute un Sémite, très curieux de pensée hébraïque. Il avait écrit un traité *Du Bien*, où il établissait que l'Être (ὄν) ou Bien (ἀγαθόν) ou Dieu (θεός) était incorporel. Les religions s'accordent sur ce point avec le platonisme. Il y a aussi là-dedans l'exposition allégorique du Bien

---

24. De Noumenios vous trouverez, des *Fragments*, édités par le E. des Places, Les Belles Lettres, 1973.

dans l'Ancien et le Nouveau Testament. Il aurait pondu aussi un livre sur *L'infidélité de l'Académie à Platon* et un autre *Sur les secrets de Platon*, quelques autres enfin dont il ne reste rien ou à peu près. Quelle pouvait être la doctrine de Noumenios ? Selon lui, il y avait trois dieux, hiérarchiquement disposés : le Père, ou Premier Dieu « qui demeure en lui-même (et qui est) simple et indivisible » (frag. 11), il est « Roi » (frag. 21) ; le Démiurge ou Second Dieu, fils du Premier (frag. 12) ; le Cosmos ou Troisième Dieu. Il y est dit aussi que selon Platon, « le Bien est l'Un, τὸ ἀγαθὸν ἐστιν ἓν (frag. 19) et qu'on doit « s'écarter bien loin du sensible, ἀπὸ τῶν αἰσθητῶν, pour s'entretenir avec le Bien seul à seul, τῷ ἀγαθῷ μονῷ μόνον » (frag. 2) – ce que reprendra Plotin à la fin de la 6ᵉ *Ennéade* : « fuir seul vers lui seul ». Il est d'ailleurs intéressant de noter que, selon Noumenios, « Platon pythagorisait » (frag. 24). Derrière tout cela on reconnaît un texte pseudépigraphe dont Plotin s'inspirera lui aussi en *Enn.* 5. 1. 8, qui est la fausse *Lettre II* de Platon, mais que tout le monde croit vraie.

CHAP. 18

Ταύτην τὴν ἐπιστολήν : *j'ai été conduit à publier ce texte.* – Noter les échanges de correspondance entre les philosophes sur des problèmes de doctrine : cela atteste la vitalité intellectuelle de la Rome de cette époque, sous Gallien.

CHAP. 19

Λογγίνος : *Longin.* – Longin demande à Porphyre (qui est maintenant en Sicile, à Lilybée, depuis que Plotin l'a envoyé se promener pour se changer les idées) un seul voyage, pour lui porter des bouquins de Plotin. La preuve, Longin n'a plus beaucoup de temps devant lui (il mourra exécuté sous Aurélien en 273, pour collaboration avec Zénobie, la séditieuse reine de Palmyre).

Cela prouve le rayonnement de la pensée de Plotin, son prestige dans l'Empire. Longin lui fait miroiter des tas d'avantages…

Porphyre a été bien inspiré de ne pas y aller : peu de temps après, ce seront la guerre et l'épuration. On a ici une impression de désenchantement intellectuel : Longin est isolé, même si Amelios est passé le voir et est reparti, sans doute en 270-271.

CHAP. 20

Φοιβιῶν… : *Phébion*, etc. – Importante liste de philosophes, attestant la vitalité intellectuelle de l'époque.

CHAP. 22

Peri Plôtinou éthespisen[25] : *l'oracle au sujet de Plotin.* – R. Goulet a raison de dire que, dans la *Vita*, il y a « des tendances d'ordre plus proprement publicitaire » (éd. J. Pépin, p. 372). On se rappelle que la *Vita* veut être l'évangile de Plotin, être hors du commun – et j'ai beaucoup insisté là-dessus. Tout cela culmine à présent dans l'oracle : Plotin a abouti au plus haut degré de l'assimilation de l'homme à la divinité. L'oracle d'Apollon vient en quelque sorte authentifier et signer divinement ce qui a été dit. C'est une véritable

25. Περὶ Πλωτίνου ἐθέσπισεν. Une fois n'est pas coutume, L. Jerphagnon choisit d'écrire en grec translittéré (N.D.E.).

caution divine quant à la véracité de ce que Porphyre a écrit. Apollon est le dieu le plus consulté dans les cercles religieux auxquels se rattachent les *Oracles chaldaïques*.

Porphyre attache de l'importance aux oracles. On le sait par ce qui nous est resté de ses œuvres dans son *De philosophia ex oraculis haurienda*, qui en mentionne toute une collection : les oracles sont utiles pour la contemplation, et pour la purification de la vie. Il faut d'ailleurs, dit-il, n'en parler qu'à bon escient, non à tort et à travers. R. Goulet remarque que « tant au plan formel qu'au plan doctrinal, la citation de l'oracle d'Apollon dans la *Vie de Plotin* correspond à une attitude générale de Porphyre à l'égard des oracles divins. » (p. 379). Une question en marge : où a été proféré cet oracle ? À Delphes, lieu sacré des oracles apolliniens ? Ailleurs ? On n'en sait rien. Peut-être fut-ce de la mantique privée : il y en avait beaucoup à l'époque.

Cet oracle se présente comme un *hymne*, ce qui nous indique un contexte d'*héroïsation* : nous sortons de l'éloge pour entrer dans le divin. De même, le fait que l'oracle soit d'Apollon est ici encore à considérer : ce dieu était celui dont on attendait le feu vert avant de rendre un culte au personnage qu'on voulait honorer comme un héros (voyez Platon, *Rép*. 427 b c).

« *Sous le chêne et auprès du rocher* » : locution proverbiale pour avancer, en somme, qu'on ne parle pas pour ne rien dire. Apollon sait ce qu'il dit. De même qu'Apollon a prophétisé sur Socrate, de même il prophétise – en plus long – sur Plotin[26].

Sur les procédés de composition de l'hymne, voir R. Goulet, p. 394. L'oracle contient d'innombrables références à Homère et à Hésiode.

---

26. Le manuscrit indique que L. Jerphagnon entendait improviser ici une explication de texte (N.D.E.).

Il n'y a là-dedans, curieusement, aucun trait doctrinal qui traduirait la philosophie de Plotin. De plus on trouve des conceptions assez éloignées de sa pensée. Par exemple le statut démonique auquel il est fait allusion n'est pas conforme à la hiérarchie néoplatonicienne, car l'âme peut faire mieux et atteindre un statut qui transcende celui des héros et des démons. Sans doute est-ce pour respecter une certaine langue liturgique funéraire.

D'une manière générale, ce morceau est imbibé d'une pensée religieuse assez opposée à la philosophie de Plotin. La libération par la mort physique apparaît très secondaire, chez Plotin, par rapport à la capacité permanente de l'âme de se retrouver dans le monde intelligible où elle demeure toujours ancrée. Le morceau, au contraire, évoque un perfectionnement posthume. Beaucoup d'images classiquement sombres évoquent la vie ici-bas : le vacarme, la tempête, le tombeau, les remous, les combats, etc.

Ligne 53 : les juges des Enfers, Socrate déjà comptait les retrouver après la ciguë (*Apol.* 41 a ; *Gorg.* 523 a *et sq.*)

Ligne 55 : « *ceux qui ont adhéré au chœur d'Éros immortel.* » : dès ici-bas, Plotin a fait partie de ce chœur des gens qui, avec Socrate et Platon, ont célébré l'amour tel que Distime en a montré le chemin véritable dans le *Banq*. Ils sont devenus des ἐρωτικοί (*Phèdre* 227 c ; *Enn.* 1. 3. 12).

L'illumination dont Plotin a joui souvent ici-bas constitue comme une anticipation du bonheur céleste (Voir *Vita*, 23). Mais Porphyre insiste sur le caractère surnaturel, et non humain, de ces extases. De même il est dit que Plotin a été *emporté* par les tourbillons divins, ce qui connote une *intervention* divine. Selon Porphyre, les philosophes n'y parviendraient jamais si les dieux ne corrigeaient pas leur trajectoire.

R. Goulet souligne avec raison que « dans les cercles néoplatoniciens orientaux, une exaltation de Plotin impliquait une réinterprétation religieuse de son expérience philosophique » (p. 404). Or Amelios, le consultant, était en Syrie, à Apamée, à la mort de Plotin – Apamée, la ville de Noumenios (dont on disait que Plotin l'avait plagié). Après lui, il y aura Jamblique, puis Sôpatros. Il y aurait donc eu une école néoplatonicienne à Apamée. Amelios, on le sait, était très friand de ces cultes, cérémonies, offices. Il y a donc là comme un propos de propagande : il faut rendre hommage à Plotin, dépositaire de la meilleure philosophie, puisqu'elle est garantie par un dieu.

CHAP. 23

Suit le commentaire de Porphyre

Sur l'extase plotinienne, il faut lire *Enn.* 4. 8. 1, lignes 1-11 : « Souvent, m'éveillant de mon corps à moi-même, devenu extérieur à toutes les autres choses, mais intérieur à moi, voyant alors une beauté extraordinaire, ayant la certitude d'appartenir à la partie la meilleure de la réalité, exerçant l'activité propre à la vie la meilleure, étant devenu une même chose avec le divin, ayant établi en lui, m'étant établi moi-même au-dessus de tout autre objet d'intellection, après ce repos dans le divin, retombant de l'intellection à la raison, je me demande comment il est possible qu'une fois et maintenant encore je puisse descendre et comment une âme a-t-elle pu se trouver à l'intérieur de mon corps, si elle est telle qu'elle m'est apparue en elle-même, bien qu'étant dans le corps. »

On remarquera par ailleurs que Plotin ne va pas aux Enfers pour y être jugé mais pour devenir le compagnon des trois juges.

CHAP. 24

Le classement de Porphyre

Porphyre, qui connaît bien la chronologie des traités de Plotin, puisqu'il l'a donnée dès le début, choisit d'en bouleverser l'ordre au nom d'un autre ordre, qu'il juge meilleur. Au reste, Plotin avait eu l'idée d'un tel classement, mais on ne sait pas comment il aurait disposé les traités. Ce qui est certain, c'est que Porphyre classe les textes d'une façon qui n'est pas spécialement plotinienne. Son classement est arbitraire et ne correspond pas à des critères internes à l'œuvre même de Plotin. Il va faire ce qu'a fait Apollodore d'Athènes pour le comique Épicharme et Andronicos de Rhodes pour le corpus aristotélicien… il va regrouper les textes dont les sujets sont apparentés. D'où la division classique : éthique, physique, époptique (ce qui concerne la contemplation). Cela va selon une gradation, un progrès spirituel, ce qui est finalement assez artificiel, tout cela se trouvant plus ou moins mêlé dans chaque traité.

L'intérêt du classement de Porphyre, de l'ordre artificiel qu'il impose à tant de fragments épars, « et où tout le système est à chaque fois présent », c'est « d'avoir disposé ces cinquante-quatre écrits selon le rythme ascendant qui conduit la méditation plotinienne d'"ici-bas" (de la morale, de la physique, du monde sensible) à "là-haut" (aux trois hypostases successives de l'Âme, de l'Intelligence, du Bien ou de l'Un), d'où le système tout entier découvre sa perspective, où il livre sa clef. » (H. C. Puech, « Position spirituelle et signification de Plotin », *En quête de la gnose*, I, *op. cit.*, p. 54).

BIBLIOGRAHIE

Textes

En Grec :

P. Henry et H. R. Schwyzer, *Plotini opera*, 3 vol., Bruxelles, Éd. universelle, et Paris, Desclée de Brouwer, puis Leyde (pour le t. 3), 1957-1973 (éd. reprise avec des corrections à Oxford, Classical Texts, 1964-1982, dite *editio minor*).

Porphyre, *Vie de Plotin*, in Plotin, *Ennéades*, 1, texte établi et trad. par E. Bréhier, Les Belles Lettres, 3e éd., 1960, p. 1-31.

Porphyre, *Vie de Plotin*, Collectif, I. Travaux préliminaires et index grec complet, L. Brisson *et al.*, Vrin, 1982. II. Études d'introduction, texte grec et traduction, commentaires, notes complémentaires, bibliographie, L. Brisson *et al.* Histoire des doctrines de l'Antiquité classique, J. Pépin (dir.), Vrin, 1992.

Études sur le texte

J. Igal, *La Cronologia de la Vida de Plotino de Porfirio*, Bilbao, univ. de Deusto, 1972.

Études sur Porphyre

J. Bidez, *Vie de Porphyre*, Gand, Leipzig, 1913, « Trav. Publ. Fac. Philo. lettres de Gand », n° 43 (repris à Hildesheim, G. Olms, 1964).

P. Hadot, « Porphyre », *Encyclopaedia Universalis*, 13, p. 356-357. (indispensable).

P. Hadot, *Marius Victorinus*, Études augustiniennes, 1971, p. 179-190 et 201-210.

P. Hadot, *Porphyre et Victorinus*, Études augustiniennes, 2 vol., 1968.

Ce sont là les deux ouvrages de haute érudition, qui font bien apparaître l'influence de Porphyre sur la postérité néoplatonicienne immédiate et sur les chrétiens, ainsi que la façon très personnelle dont Porphyre a réfléchi sur la philosophie de Plotin. Le 2e volume restitue avec génie des textes porphyriens que P. Hadot a su retrouver dans *Marius Victorinus*. Ces ouvrages – ne serait-ce qu'en raison de leur prix –, ne sauraient guère être consultés qu'en bibliothèque.

Études sur la période et sur le texte

1. La période

E. R. Dodds, *Païens et Chrétiens dans un âge d'angoisse*, trad. H. D. Saffrey, La Pensée sauvage, 1979

L. Jerphagnon, *Vivre et Philosopher sous les Césars*, Privat, 1980.

2. Autour du texte

L. Jerphagnon, « Platonopolis ou Plotin entre le siècle et le rêve », *Néoplatonisme, Mélanges offerts à Jean*

Trouillard, *Les cahiers de Fontenay*, 19 à 22, mars 1981, p. 215-229.

L. Jerphagnon, « Plotin, Épiphanie du *Νοῦς* », *Offrande philosophique à la mémoire de J. N. Théodoracopoulos*, Diotima, Athènes, 1973, p. 111-118.

L. Jerphagnon, « Doux Plotin ? Essai sur les métaphores militaires dans les *Ennéades* », *Revue philosophique de la France et de l'Étranger*, avril-juin 1982, p. 397-404.

POSTFACE

Lucien Jerphagnon, né à Nancy en 1921, passa son enfance à Bordeaux, dont il gardait un souvenir ému, mais fit des études classiques à Paris. Victime d'une dénonciation, il fut déporté en Allemagne dans une zone très dangereuse où, du moins, il apprit à conduire de lourds camions. Fidèle de l'Église Réformée, il avait l'occasion de faire au temple d'excellents sermons. Il épouse en 1962 Thérèse Noir, professeur d'espagnol, qui sera « sa meilleure moitié » et plus qu'une collaboratrice. Le couple se rendra souvent en Espagne, mais aussi en Italie et en Grèce. L. Jerphagnon aimera d'ailleurs se dire « un gallo-romain ». Mais avant d'être, plus tard, « un maître de la pensée grecque et romaine », il s'intéressa à la caractérologie (*Le Caractère de Pascal*, 1962).

L. Jerphagnon a été l'élève de Jankélévitch, à qui il a consacré un de ses nombreux ouvrages. Il est chargé de cours à la Sorbonne quand il soutient sa thèse sur *La Banalité* (1965). Il sera nommé maître de conférences à Besançon, puis professeur à l'université de Caen. Habitant, pour des raisons familiales, la région parisienne, il est un habitué des « turbo-trains », mais il sait demeurer à Caen le temps nécessaire pour être disponible. Il descendait à l'hôtel qui est en face de chez nous et dînait souvent à la maison ; il avait pour nos filles des « sentiments avunculaires ». Nous avons en effet sympathisé tout de suite. J'étais professeur en classes préparatoires au lycée Malherbe depuis une vingtaine d'années. Je pus donc l'initier aux complexités de la vie de l'esprit à Caen. Il avait un préjugé favorable en faveur de mes élèves, ayant lui-même « l'esprit khâgneux ». Le problème des « équivalences » entre les contrôles en khâgne et à l'université fut aisément résolu – ce qui n'était pas le cas dans toutes les disciplines : il n'est pas bon que les étudiants se sentent tiraillés entre la « Prépa » et la « Fac ». J'ai rencontré la même compréhension chez les autres membres de l'équipe, le kantien Alexis Philonenko et Simone Goyard-Fabre, la fondatrice du Centre de philosophie politique et juridique.

Je pouvais donc conférer à mes élèves l'UV d'Histoire de la philosophie antique grâce à L. Jerphagnon, le maître en ce domaine. Sachant varier le ton, passer d'un « style potache » à l'extrême rigueur érudite, il excelle à faire non seulement comprendre, mais aussi aimer cette philosophie. Il n'impose nul dogme à ses étudiants, et si un Michel Onfray s'oriente vers l'hédonisme, d'autres ont presque constitué une petite école néoplatonicienne dans cette même université.

L. Jerphagnon était apprécié non seulement de ses étudiants, mais aussi de ses collègues. Il savait diriger un groupe, ou encore mettre sur pied des ouvrages collectifs, par exemple le *Dictionnaire des grandes philosophies* et l'*Histoire de la Pensée* : c'était très intimidant pour moi de continuer cet ouvrage, après le premier volume, étincelant d'humour et de savoir, dû justement à L. Jerphagnon. Mais surtout il fut le maître d'œuvre de la traduction des Œuvres de Saint Augustin dans la « Bibliothèque de La Pléiade », car il était un latiniste hors pair. J'ai d'ailleurs participé à cette entreprise.

Philosophe, il est aussi historien. Je le revois récitant par cœur la liste de ses chers empereurs romains (Voir son *Histoire de la Rome antique*). Il ne sépare jamais la pensée philosophique de son contexte historico-social ; il fait sien le mot d'ordre de Jean Wahl : *Vers le concret,* Vrin, 1932.

Ses œuvres remplissent un rayon de ma bibliothèque : *Les dieux ne sont jamais loin*, *À l'école des Anciens*, *Saint Augustin le pédagogue de Dieu*, etc. Membre de l'Académie d'Athènes, il a publié de très nombreux articles dans les grandes revues de philosophie françaises et internationales. On lui doit un nombre extraordinaire de comptes rendus pour la Bibliographie internationale de Philosophie. Il a participé, parfois avec son ami Duméry, à bien des colloques à l'étranger. Il donne raison à l'affirmation que « le philosophe est synoptikos. » (Platon, *Rép.* 537 c).

Néanmoins, comme le montrent les cours ici publiés, l'exégèse plotinienne de la seconde partie du *Parménide* est l'un des foyers de sa pensée ; et, malgré l'ironie souriante de son discours, on sent qu'il ne fallait pas badiner sur ces sujets.

Platon : *Le Parménide*

Le cours s'efforce d'éclairer ce dialogue de mauvaise réputation. Il s'agit certes d'un moment du platonisme ;

mais ce texte évoque, par allusions, toute l'histoire antérieure de la pensée, notamment les mystérieux présocratiques. Nous y rencontrons une figure inhabituelle de Socrate, alors jeune homme, qui se fait tancer par le vieux Parménide quant à la théorie des Idées : ainsi Platon se critique lui-même, il a dépassé le cadre quelque peu mythique des dialogues de jeunesse. Puis L. Jerphagnon s'attaque aux exercices de haute voltige de la seconde partie du dialogue, à ce terrible jeu de neuf hypothèses, impénétrable à qui n'en a pas la clé. Platon ébranle ainsi le confort intellectuel des esprits trop satisfaits. Mais surtout ce dialogue représente un moment décisif de la problématique de l'Un et du Multiple, dont on découvre ici l'importance considérable sur le plan métaphysique. Ainsi la « première hypothèse » suscite un ébranlement décisif qui atteint la pensée chrétienne et encore certains philosophes contemporains.

L. Jerphagnon commente le texte ligne à ligne, mais avec de passionnantes digressions. On reconnaît sa liberté de jugement, et il n'esquive pas le problème de *l'interprétation* et du *conflit des interprétations*.

Du *Parménide* de Platon au néoplatonisme

On voit dans ce cours apparaître un « Socrate multitemporel, omniprésent à chaque instant du développement temporel de Platon ». Ainsi se trouve critiqué le platonisme scolaire si souvent daubé par la suite. *Le Parménide* fournit une sorte de mise en perspective de l'histoire de la philosophie. Le problème de l'Un et du Multiple est présenté dans toutes ses difficultés.

Puis le professeur étudie les exégèses du *Parménide*, ce qu'on a lu dans la longue tradition platonicienne. Et d'abord « le devenir étrange de l'Académie », l'hypothèse des doctrines non écrites de Platon, ainsi que le moyen platonisme, plus ou moins pythagorisant. Pour le néoplatonisme *Le Parménide* est le centre de la pensée platonicienne. Loin de juxtaposer des chapitres sur les divers penseurs, L. Jerphagnon nous montre l'entrecroisement des doctrines, les pertes et résurgences du cours d'eau platonicien, les mésinterprétations, les accusations de déviationnisme ; on s'excitait sur la *Lettre* II de Platon, qui est un faux. Plotin occupe naturellement la place centrale, mais sont étudiés des fragments des Oracles chaldaïques. On reconnaîtra « la géniale ampleur » de Proclos, dont la *Théologie platonicienne* culmine avec l'Un-qui-est-au-delà de l'Être.

Porphyre : La *Vie de Plotin*

Selon son habitude, L. Jerphagnon situe les philosophies dans leur « contexte », leur espace-temps culturel. Ce cours projette donc une lumière sur la vie philosophique du IIIe siècle romain, « âge d'angoisse » (Dodds), temps d'insécurité. Mais Plotin semble avoir eu de bons rapports avec le couple impérial. La *Vie de Plotin* que Porphyre place en tête de son édition des *Ennéades*, veut être « l'évangile de Plotin ». Elle dépeint le sage, son originalité puissante, et la vitalité du cercle philosophique qui l'entoure. C'est ainsi que l'on relèvera chez Plotin le goût du secret (quant à la doctrine) ; la méfiance à l'égard de l'écrit (cela vient de Platon) et même des paroles ; son attitude à l'égard des superstitions, des pratiques magiques et de l'astrologie ; et autres traits historiques du personnage. Bien entendu est évoquée l'illumination, « l'extase » dont Plotin a joui ici-bas. Le cours montre l'inévitable syncrétisme de sa pensée, ses rapports avec le christianisme, et cette *gnose* (en laquelle la sexualité est omniprésente et élevée jusqu'à la métaphysique). Le gnosticisme a d'ailleurs été rejeté tant par les chrétiens que par Plotin, qui tâchait de retrouver la perspective de l'hellénisme traditionnel. On conclut sur le rayonnement de la pensée de Plotin, son prestige dans l'Empire… et jusqu'à la période contemporaine L. Jerphagnon pensait à juste titre, comme son amie Jacqueline de Romilly, que la Grèce a toujours quelque chose à nous dire.

Jean-Louis DUMAS

TABLE DES MATIÈRES

Ce volume,
publié aux Éditions les Belles Lettres
a été achevé d'imprimer
en mai 2014
par La Manufacture imprimeur
52205 Langres Cedex

N° d'éditeur : 7850
N° d'imprimeur : 140436
Dépôt légal : juin 2014
Imprimé en France